寫給女性：與子宮對話之旅

作者／菁菁（自然營養師）

插畫／意境 I Ching

審訂 鄭啟源 醫師

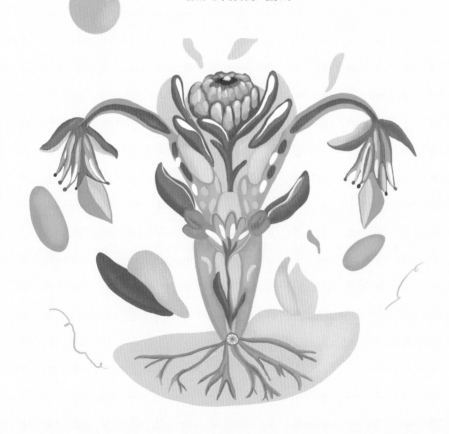

每 一 個 女 人 都 該 如 花 綻 放

目次

第一章

探索子宮這個宇宙
從子宮的know-what到know-why

第二章

生理週期的節奏
養護子宮的know-how

第三章
打開潘朵拉的盒子
Brain Mama in ME

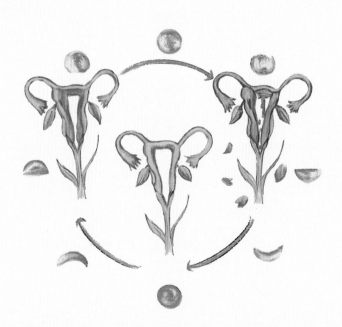

推薦序

遇見自己的 Brain Mama

唐幼馨 老師

瑜伽提斯創始人/台灣瑜伽提斯協會會長/十九本瑜伽提斯系列暢銷作者

認識 Shirley 是一場難得的師生緣分。還記得眾多來上瑜伽提斯的學生中,她童趣空靈的雙眼,流露著好奇心與求知慾;個性像小太陽一樣,將繁瑣辛苦大大小小的事交給她,都能喜悅執行。

或許對 Shirley 來說,從一張白紙到愛上瑜伽,本就是註定好的;為她本來就從事的健康領域中,添加不一樣層次的專業色彩。還記得我對她說:「健康是我們唯一的願望與責任,帶著喜悅且感動的心幫助更多人變健康吧!」沒想到,短短一年不見,她嘔心瀝血的《寫給女性:與子宮對話之旅》獨特創作,就此問世。

書中生動的筆觸與詼諧的風格很符合我所認識的 Shirley,能把困難的知識以簡單的方式表達,可說是別出心裁。故事輕鬆寫實又不失專業感,結合科學與哲學,將身(營養)、心(瑜伽)、靈(心靈)三角關係,作為女性婦科的解決方案,絕對是天然抗衰老與保養的

捷徑,更是情緒穩定的秘方。

　　我曾經因為跳舞而導致不同的傷與痛,後來遇上瑜伽,是「直覺讓我走向療癒」。當我閱讀到文中靈魂人物 Brain Mama 的時候(不知道她是誰?推薦你／妳讀完此書),我非常地驚奇且感動!她是隱藏在每位女性身體古老的智慧,更是正能量的化身。

　　很幸運,我很早就踏進身心療癒之路並且遇見我的 Brain Mama。特別推薦給您,《寫給女性:與子宮對話之旅》蘊含正能量,相信閱讀過此書的人,都能獲得一趟豐富自己身、心、靈的喜悅旅程,也能更愛自己。Namaste ～

止痛藥已經退流行了

「請問這裡有經痛的藥嗎？」

我猛然抬起頭，眼前是一名臉色慘白、手指微微顫抖的年輕女性，我心中默默嘆了一口氣，又是一位飽受生理痛之苦的可憐人。面對這種狀況，我熟練地拿出一盒普Ｏ疼止痛藥，開始不知道講過幾次的衛教：「一天四次，三餐飯後跟睡前吃，一天最多吃四顆喔！記得多喝水！」

民眾離開藥局之後，我的思緒飄回好幾年前，那是我還在唸大學的時代，我正在跟兩位同樣是藥學系的女性朋友聚餐，她們輕描淡寫地說：「生理痛？吃止痛藥就好了啊！反正一個月才吃幾天而已，對身體不會有傷害。」

但是，吃止痛藥對身體真的不會傷害嗎？如果沒有傷害的話，為什麼止痛藥一定要飯後吃呢？為什麼一定要跟民眾說，普○疼止痛藥一天不要吃超過四顆呢？

聚餐的當下，我沒有反駁朋友講出的話，身為男性，我沒辦法切身體會女性生理期時，身體究竟會遭受什麼痛苦、心情會有多麼無助！同樣地，除了多喝熱水、多休息之外，我不知道還有什麼方法，可以改善女性生理期的不適。身為醫護人員的一分子，我驀然驚覺：我對女性生理期一無所知，不僅僅是成長過程中無人提及，更是因為醫學教學中對此匆匆帶過。

當我閱讀《寫給女性：與子宮對話之旅》這本書時，我被深深地感動！書名中「與子宮對話」這句話，代表一種允許，允許每一位女性傾聽身體發出的聲音，允許每一位女性能以喜悅的態度，開始一段更認識自己的旅程。

而更加難得的事情是：Shirley 老師將工具書跟小說兩者的優點合而為一，創作出一本既有趣，又富有教育意義的內容。這本書不是單純的一本工具書，死板地告訴讀者，生理期時哪些事情絕不能做！它同樣不是局限在奇幻小說，生動的故事情節不但能與讀者產生共鳴，更是無形中傳遞健康商數 (HQ) 的概念，沉浸其中，

引人省思！

在不看書的年代，《寫給女性：與子宮對話之旅》必然是一本新創著作。以功能營養學的角度，帶領女性朋友藉由飲食調理、週期運動和心靈滋養等方式，不僅能協助釋放生理期所帶來的壓力及疼痛，更能在其他週期聽見自己身體的聲音，並找回與生俱來最深處的力量。期許每一位閱讀過此書的讀者，更愛自己，成為自己身體的掌舵人。

止痛藥已經退流行了，身體的感受由自己定義！

女孩們優雅的劇痛

吳恬妮 老師

金陵女中生物及健護老師/2023教育部高中組傑出導師/2023教育部推動閱讀優秀教師

誠摯將這本書推薦給「止痛藥女孩們」及愛女孩的家人們。

因為課程安排的關係，每學期的課堂上，我經常會問學生：「同學們，你會經痛的舉手」、「請問你經痛的時候會吃止痛藥的舉手」……

經痛是男孩們無法理解的疼痛，我將它稱為「優雅的劇痛」，是一種看不到傷口，頂多只會看到女孩弓著身體、拖著孱弱步伐、發白的臉色，即使絞痛如刀割也叫不出聲音的疼痛。打開這本書，我很訝異作者竟然可以用小說文體開啟優雅劇痛的故事篇章！把月經描述成：「每位成熟女性每一個月都經歷著女性獨有的春夏秋冬循環」……

在我手執粉筆的 8,000 多個日子裡，每天跟全校大約 2,000 個女孩擦身而過，如果每個女孩每天都有不同的模樣、不同的心情，我彷彿看過 16,000,000 多張臉，

直到我知道我的家人小愉也是止痛藥女孩，不捨之情難以言喻。

我的教書生涯陪伴中學女孩成長，自小生理期規律而且沒有經歷經痛的我感到十分幸運，另一方面卻很難想像有些女孩一生與疼痛相伴，每隔 28 天都在打一場孤獨戰役，就算是幸運的女孩，家人願意付出全部的愛與關懷，仍然沒有人可以代受經期的疼痛，作戰時唯一的武器常常就只有止痛藥，吞下止痛藥後依然要繼續工作、考試、開會……甚至照顧別人。

作為一個導師，我觀察到中學女孩與母親其實都面臨人生轉折時期，忙碌疲憊的母親面對經歷生理風暴的女兒，經常深感無奈無助，母親同時也常需要處理更年期前期的不適，自顧不暇。我們跟女孩在學校相處的時間很長，老師們幾乎都有一個「專屬女孩的抽屜」，裡面放的是女孩生理期及經痛的常備品：衛生棉、黑糖塊、巧克力、暖暖包等，但其實我們並不知道究竟對女孩有沒有幫助，只是想讓女孩們知道我們關心她們、愛她們。

作者筆中的 Brain Mama 讓我聯想到女孩「後設」的自己，同時具有理性及溫柔兩種特質，她在書中提供可以解開子宮秘密的三把鑰匙，其中針對許多生理期及性教育的迷思，十分吸引我繼續閱讀下去：

第一把鑰匙：自我了解提升健康商數 (HQ) ～了解子宮體察自己

第二把鑰匙：內外調理的方法～放慢腳步關懷自己

第三把鑰匙：破除迷思～解答疑惑開創自己

1. 吃甜食感覺會減緩經痛？

2. 吃冰一定會造成經痛嗎？

3. 很多疾病是意識造成的？

4. 健康商數 (HQ) 是什麼？

5. 情緒會影響生理期嗎？有時候情緒越大就越經痛？

雖然說女人不一定需要經歷生產過程，但子宮卻陪著我們歲歲年年，我們從子宮來並且成為擁有子宮的人。本書帶領我們透過與子宮對話，進而覺察身體的真實感受，真正喜歡自己的身體，成為獨特而迷人的人。

子宮的健康管理也象徵女孩開始關注自己的「人生管理」，由裡到外，一個能完全接納自己的女孩，就如乞巧賦中提到的「時之花」，在最適合的季節綻放的花朵，舞動生命和諧與圓融的旋律，達到作者所說「天人相應」的美好。

　　作者一開始以小說文體引發我對女主角的好奇，透過實用知識介紹與釐清日常的迷思讓我無法停止閱讀。我只能說：等了這麼多年，終於等到這本書！謝謝作者讓我可以推薦一本人生好書給我的女孩們，希望不同年齡、職業、性格、家庭背景的女孩們，透過閱讀這本書，都可以找到自己身體的密碼，懂得珍愛自己。

跳出教條式的月經知識框架

林聖哲 醫師
前北醫婦產科住院醫師/現新光醫院核子醫學科主治醫師

　　根據 2021 年針對台灣女性進行的月經經驗問卷調查發現：除了月經、生理期的說法外，台灣竟然還有多達三十種月經代稱！可見提及月經時，絕大多數人還是羞於啟齒，於是絞盡腦汁想出許多五花八門的代名詞。當月經羞恥的概念還存在於大多數人心中時，也意味著我們距離真正理解月經及生理週期的變化還需要努力。

　　台灣女性平均月經天數為 5.86 天，最長 14 天、最短 3 天，而每次月經週期平均為 29.97 天，最長 90 天、最短 20 天，中間落差相當大。大家經期狀況大不相同，經期的不適感，也不盡相同，最常出現的症狀前幾名是「長痘痘、疲累、情緒不穩、下腹脹痛、腰酸背痛、胸悶脹痛等」，各類症狀甚至會交疊出現，因此我們需要多些同理與尊重，陪伴女性渡過各種不適。

　　女性在初經還沒真正來臨之前，只能憑著書本中或是母親長輩的口中想像可能的情況。而多數都是制式

的、條列的，像教科書一樣難以咀嚼。講故事是人類千年以來傳承文化的方式之一，藉由《寫給女性：與子宮對話之旅》一書的闡述，相信不僅是女性，也能讓男性更加了解身為女性而男性難以親身體會的種種不適。極力推薦給讀者，這是本不可多得的佳作！

女性們的健康守護福音

葉青娥 老師
資深美容芳療講師

我本身從事美容芳療的工作已長達 20 多年，接觸及服務不少的女性，常會發現有很多婦科問題，例如：子宮寒冷、經痛不適、生理期不順、和子宮肌瘤等等。觀察探究下來發現，大多源自個人的生活作息、飲食習慣、和情緒壓力等的關聯性。因為我們的身體是有記憶的，當我們不當地對待它時，它也就會產生問題。

像我自己本身 40 多歲就更年期，回想起快更年期的前期，因繁忙的生活節奏與壓力，忽略了身體要告訴我的聲音，而在更年期的當下，也出現了一些不適的生理反應，當時感到相當痛苦不堪。幸運的是，後來接觸了養生之道，自己調整了生活步調，攝取適當營養，以及做一些身心的照護，讓我現在也擁有身心平衡的狀態。

《寫給女性：與子宮對話之旅》一書是作者 Shirley 老師結合功能營養學、瑜伽科學及心靈哲學，

讓女性們更認識生理週期節奏秘密以及打破對生理週期各種的迷思。她利用深入淺出的筆法與故事情境，平實易懂的內容教導如何養護子宮，如何與子宮對話跟自我覺察，來達到身心的平衡。

　　此書絕對是女性們的健康守護福音，真心跟大家分享！

各方推薦

　　這是一本有別於小說或衛教書的著作，卻是將女性朋友切身的問題，以另一種角度和方式，引導每一位深入了解自己重要器官的奧秘。相信《寫給女性：與子宮對話之旅》能解開眾多女性朋友的困惑，藉著 know-what 和 know-how，強化自身獨特的優點。

審定作者 鄭啟源 醫師
前台北三軍總醫院新陳代謝科主任
前台中榮民總醫院新陳代謝科主任
前台中林新醫院教學副院長

- -

　　投資健康，與投資金錢，都需要充足的知識、規律的習慣與堅定的信念；而一個擁有好知識、好習慣、強信念的人，能收穫富足健康的人生。祝福每一個閱讀這本書的人，能敏銳地觀察自己的身體，聆聽身體細微的訊息，最終滋養出平衡、有活力的生命，提昇幸福感與自癒力。

富媽媽 十方老師
富媽媽理財暢銷書系列作者

當身為媽媽想要告訴進入女性身體新階段的女兒，卻不知道如何分享關於女性身體的奧秘，以及如何在此階段好好照顧自己正在成長中的身體～這本《寫給女性：與子宮對話之旅》正是媽媽送給女兒很棒很實用的禮物書！

陳舒雯 老師
婦幼健康管理師

. . . .

　　打開了這本書，妳能透過作者 Shirley 老師流暢又奇幻的文字，一起回到小時候，再成長一次，覺知到時時刻刻在體內的神奇～從呼吸到運動，從營養到保養，我們體內的春夏秋冬，原來是怎樣支持著我們的生命風景！透過此書，與神奇的生命源頭子宮相遇，解開一些迷思，喚醒我們內在女神的智慧與自癒力，讓我們相信，只要我們願意，就可以綻放生命的色彩！

龔靖淳 老師
美商 USANA 榮譽執行七星鑽石董事
天下雜誌 2016.3 月成功企業家報導 / 國際催眠師 NLP 高階執行師認證
北醫營養保健諮詢師 CBIA 健師證字號 109018 號
師大教育心理與輔導學系碩士並擔任國高中輔導教師工作 10 餘年

作為一位女性，我在成長過程中對於自己的身體變化其實不甚了解、也鮮少有學習的管道。如同書中的 Ashlyn，直至成年、我都對初經當下的窘迫感記憶猶新，多希望在當時也有一本《寫給女性：與子宮對話之旅》，能引領我坦然面對生理變化，能夠找到與之共存的平衡，並更好的照顧她。就如同乳房健康的重要，我們深信關愛自我的最好方法，就是從了解自己的身體開始。相信本書正是開啟我們邁向身心喜悅的那把金鑰匙吧。

黃韶華 Shao
Cocoon 內衣革命 創辦人
WE room 女力藝術工作坊 共同創辦人

★獻給我們內心深處的女孩★

本書將代替那些羞澀的媽媽們陪伴每位小女孩，
以喜悅的心進入一趟與子宮對話的旅程。

作者前言

　　我十歲那一年，不知道是不是在美國住了兩個月的關係，忽然抽高了十幾公分，從原本的「胖咚咚」（哥哥取了這樣的綽號，嫌我胖、走路會發出咚咚聲）一下子抽高並擁有了修長的美腿。回台灣後，在一個炙熱夏天的午後，我作了一個夢。夢到自己縮小了，並縮到最渺小像豆子一般大小，回到媽媽的子宮內。第二天早上起床後上廁所時，就發現內褲有咖啡色的痕跡，起初以為是拉肚子，於是偷偷把內褲丟掉再換一條，沒想到在學校上廁所時，還是有咖啡色的痕跡，膽顫心驚回到家後，又偷偷丟掉一條內褲，再換上新的……就這樣，丟到沒內褲可以換的時候，才詢問媽媽是否可以買新內褲。不記得當時媽媽的反應，只記得她模模糊糊地說我以後是小女人了。隨著月亮每月盈虧交替了一年半後，我才真正從初經到有規律的生理週期。

　　記不清楚在青春期是怎麼樣學會面對生理期這件事，也沒有太大的印象姊妹們或閨密間深談過這些事。大家對待月經週期的態度總是很隱諱，就像當時發現某一個表妹初經來臨時，她也是選擇把內褲藏起來，好像

不小心犯了什麼羞恥的事情。回想起來都覺得很好笑吧！也許這就是從小女孩蛻變成小女人時會歷經的過程，小心翼翼的。也不知道從什麼時候開始，我們對月經這兩個字用「那個」、「大姨媽」或「好朋友」來取代。在做問卷調查時發現，很多女孩們都表示媽媽沒教，或是健康教育課沒有講得很清楚；而隨著資訊的發達，大多數開始上網查資料，在不清不楚中試圖釐清一些女性健康觀念。

本以為是因為亞洲教育比較保守，後來大學在北美遇到黑人室友，聊起初經一事，才發現原來她也是從懵懵懂懂中學習一些生理期和性知識。當她初經時，她媽媽很含糊並簡單地告訴她注意清潔和使用衛生棉的方式，並講一個關於性教育的故事，其中有一段話：每一位女孩蛻變成女人時都是一瓶獨一無二的香水，沒有一位男性是喜歡用同一瓶香水的。我問室友：「聽完妳媽媽的故事後，妳有什麼反應嗎？」，她回答：「開始買香水！」在室友談起這件事時，回憶當時十幾歲的她，根本沒有搞清楚媽媽這個故事背後的深意。黑人媽媽口

中所謂的「蛻變」是要表達月經的到來，代表著即使只是十多歲的自己已開始具備孕育生命的能力，需要小心保護自己為佳，別在心智尚不成熟的狀態下被賀爾蒙波動誘惑，擁有太多性伴侶而成為未婚媽媽。沒想到開放的西方文化裡，說起月經也是宛轉，避免露骨的詞彙。大部分媽媽或許會提醒性安全措施，卻極少提到如何維持女性健康。

　　如果妳的媽媽很羞澀、不曾分享過自己的生理期經驗，或是只會訓斥妳莫名的婦科問題，請原諒她們，不是她們不願意分享知識或歷程，或許因為她們的媽媽更羞澀也沒敢提過，更別說她們媽媽的媽媽們。在那個封閉保守的年代，並不知道這些，甚至或許是忌諱討論的。

　　而我們處在這個世代是幸運的。這本書將代替那些羞澀的媽媽們陪伴每位小女孩以喜悅的心進入一趟與子宮對話的旅程。我以呵護女性子宮卵巢的角度出發，回歸功能性調理、預防勝於治療的心情開始提筆，讓那些因對生理週期僅略懂三分的女性，能破除一些眾說紛紜

的迷思，降低婦科疾病風險（包括經前症候群、宮寒、不孕、子宮肌瘤和巧克力囊腫等）所帶來的不安、疑惑及困擾。

　　相信這趟與子宮對話的旅程是一個更認識自己的覺醒過程，開啟與生俱來的內在智慧，找到生理週期的優勢和秘密並帶入生活中，妳會發現，當找回自己的旋律與能量時，妳將會比想像的更獨特、更迷人！

☽ ☾ ● ☾ ☾

本書內容資訊僅供作為功能性營養保健調理及身心靈平衡輔助參考之用，而非診斷結論。若有個人健康隱憂，請尋求醫生或專業人士建議。

書中角色介紹

主角 ASHLYN 的由來

　　就在筆者腦細胞炸開，執筆停滯不前且焦頭爛額得想不出主角的命名時，充滿藝術天賦的繪者提議：「這個主角不就是我們兩姊妹個性和特質內外合體的感覺呈現嗎？何不運用我們英文名字結合一下？」

　　靈光乍現，筆者翻閱了古希臘哲學家所探討的「生命靈數」（Numerology，一種數字命理學，可用來解釋數字和人的性格與關係），發現每一個英文字母都有一個相對應的阿拉伯數字，而這些數字的組成也蘊含了某一種意義。

　　繪者小時候的英文名字是 Alice，猶如知名童書《愛麗絲夢遊仙境》內的年輕少女一般，天馬行空，勇於冒險，充滿喜悅。Alice 這個名字的生命靈數為 3，不但感情豐富，同時也帶點情緒化；性格就像孩子般的熱情，天生藝術細胞特別活躍。筆者成長後的英文名字是 Shirley，古英文意為「明亮乾淨且燦爛」。Shirley 這個名字的生命靈數為 6，從骨子裡散發出愛與關懷的能量，天生富有服務精神且善於聆聽，很符合現在的職

業。

　　將 Alice 和 Shirley 結合後，Ashlyn 就此誕生，獨特現代且富有成熟韻味與自信感。Ashlyn 這名字的生命靈數為 7，隱喻著敏銳觀察者的特質且擁有高度想「追求真理」的神祕感，不但與本書主角想探索呵護女性健康真相的個性不謀而合，而且每一個英文字母也隱藏著主角多樣的特質。

A = 　　獨創性、自信獨立

S = 　　克服力、感情豐富

H = 　　驅動力、目標導向

L = 　　吸引力、樂觀開朗

Y = 　　好奇心、勇於冒險

N = 　　想像力、鬼靈精怪

　　相信本書主角會是每一位優秀且想改變現況的妳內心嚮往的樣子。

靈魂人物 Brain Mama 的由來

身為女性，賀爾蒙的起伏波動變化真是左右生理和心理一輩子的事，而這一切和掌管著賀爾蒙大小事的腦下垂體有著密不可分的關係；腦像是人體家庭成員裡控管好一切的母親角色，能打理好體內大大小小的活動，將訊息傳遞給不同細胞，協調不同系統。

筆者起心動念覺得如果能掌握好腦下垂體這個總指揮的健康鑰匙，或許內分泌系統就能相對平衡；反之，若是關鍵的鑰匙掉落，生理活動將會失衡，造成賀爾蒙失調。因此筆下的這位掌管者，感覺是一位富有智慧且知曉女性生理週期大事樣子的「她」。

「她」是一位成熟女性，與生俱來就在女孩們的體內。為了讓「她」更有親切感，繪者在讀過文字後，將「花」與「腦」的構想結合起來。花在植物界正是子宮的器官象徵，結合大腦的學術圖樣，創造 Brain Mama 的意象為一個戴著花浴帽且具有溫度的感覺，是大自然賜予每位內在女孩兒獨一無二、可靠且智慧的媽媽。

第一章
探索子宮這個宇宙

從子宮的know-what到know-why

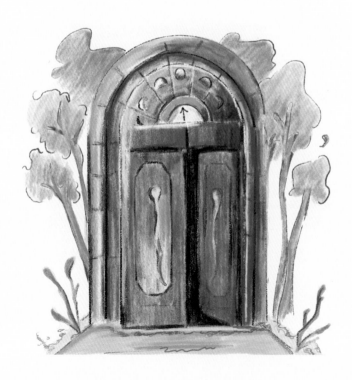

那是一個太陽高掛的夏天，我又一次因為全身像籠罩在被毆打過的疼痛感中踏進了醫院，心情既煩躁也鬱悶。等待叫號時，牆上時鐘滴答滴答的聲音，好似提醒我曾經摔車的骨裂劇痛，骨盆腔的骨質彷彿一點一點在流失……痠痛至極，我心裡浮出一個畫面：真恨不得多擠點檸檬加糖，乾脆讓這感覺醃製起來當標本，或許就不那麼難耐。

「57 號 Ashlyn 小姐！」等了一上午，終於輪到我，我扶著因久坐連下背肌肉都開始吶喊著痠疼的腰，一步一步踏進診療室。男婦產科醫師露出無奈表情，聽完了我的陳述，而後輕描淡寫地問道：生理期快來了？應該偶爾還會覺得頭痛、胸部脹痛、手腳腫脹、有時還會噁心想吐甚至腸絞痛到拉肚子？這是典型的經前症候群的現象。開點藥給妳，健保卡拿著，稍後去領藥。

聽了一連串糟糕的症狀，我愣了半天，再看了一下手機紀錄，哦對，再過個一週差不多是生理期。剛剛陳述的這些症狀，我包山包海幾乎全中了……腦子這時又浮出另一個畫面：如果有生理痛刮刮樂，我一定中頭獎！哦不，可能是等級最高的特別獎吧！

拿了藥回家，頭暈暈地吃了一顆，我倒頭躺在床上，痠痛感讓我只想好好地睡上一覺，希望醒了之後覺得一切疼痛都只是場夢。確實，或許在藥物的發揮作用下，睡醒後帶著好心情，感覺上午急著想領經痛樂透頭獎的人並不是我。

只是，好心情沒持續兩天的一個下午，我正在騎機車回家的路上，下腹忽然像重力加速度一樣地慢慢往下墜落，又開始不斷地冷汗直冒，內心警鈴大響，月經期時間應該還沒到啊！我停下車，吞了一顆前幾天拿的藥，但無論我如何想要 hold 住生理反應，還是只感覺猶如氣象台的骨盆腔又開始隱隱痠疼發出警報，明明豔陽高照，而我卻明顯感到手腳冰冷。

油門快踩，我現在只想到趕快去廁所避免尷尬狀況發生。說也奇怪，明明應該是澎湃漲滿血感的下腹，以為要奔流出來時，卻在坐馬桶上時只滴了……褐色兩滴？然而這次醫師開的止痛藥並沒有發揮其功能，我開始頭昏腦脹，抱著不停下墜的肚子走到床上躺著……

模模糊糊之間，我開始感覺周圍一片黑暗中有了一顆金色的光點，我踩了第一顆，又冒出了幾顆金色的光

點,好奇心使然,沿著金色光點鋪出的路,我一直踩著它們往前走。不知過了多久,看到一扇帶著古老圖案的木門,它像承載著歷史的智慧,散發著一股沉靜且神秘的力量。雖然有點膽怯,但我彷彿受到遠古能量的召喚,有一股聲音從體內冒出,蠱惑我打開它。我輕輕觸碰這扇木門,門上的圖案被啟動似的閃閃發光,閃得我將正為經痛煩惱且鬱悶的感覺拋諸腦後。

咿呀——門被我推開,皎潔柔和的月亮如波光粼粼的清水緩緩流下,我看到一位正在指揮大小事、頭上戴著像是花邊浴帽的女子,她有著清秀淡雅的臉龐、花瓣般俏麗的睫毛及月牙般雙彎的眉毛,精緻有形的鼻子加上靈動的嘴角,從側邊看上好似一幅富有情感的壁畫。對方似乎也聽到開門聲而轉頭看向我,其眼中流露能洞悉一切的智慧,勾起的微笑醞釀著幸福與喜悅。微風輕掀起她大地色的斗篷,她朝著我招招手,好像等待我多年的舊識,說道:「妳來啦~」我瞪大眼睛,往後看了看,再轉頭突兀地回道:「妳認識我?」

「當然囉!我認識妳好久好久了。」她的眼神深邃而真誠。

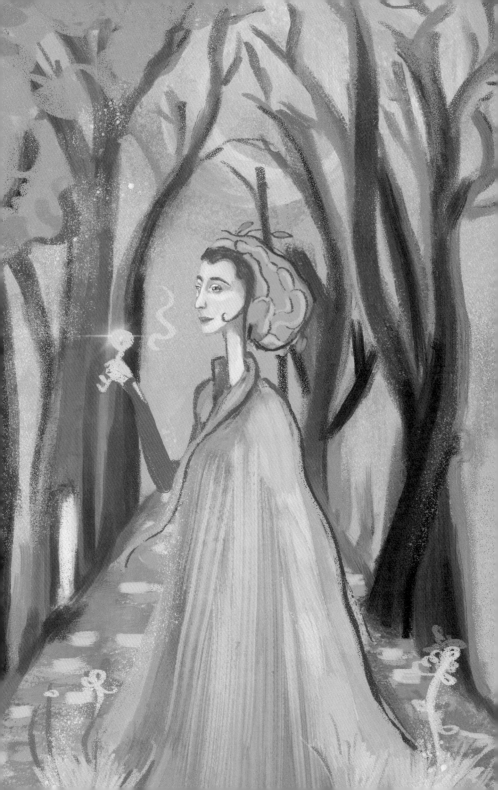

「但我怎麼沒印象見過妳？」我歪著頭不明所以地打探。

「現在不是見著了？」

「嗯……」我沉吟了一會兒，「看起來確實有一點熟悉感，但是我並沒什麼印象……」我頓時迷茫，試圖在記憶的資料夾裡搜尋著是否有與對方相識的場景。

這時對方發出悅耳的笑聲，溫和地打斷了我的思緒：「妳只是在繁忙的生活中遺忘了我，而我陪伴了妳度過很多個春夏秋冬。」

「……」

不可否認，我確實挺忙碌的，但她的笑聲卻有點激怒正承受生理痛而心情不佳的我。也許是有點遷怒，試圖把煩躁丟給別人，試圖讓別人知道剛剛吞下的那顆藥並沒有平撫我的疼痛。

對方似乎察覺到我的壞心情，她善意地繼續問道：「都在忙些什麼呢？」

我眉頭深鎖，面部緊繃地回想這幾天糟糕的狀態：「妳不知道，前兩天我忐忑不安地趕著去面試，但老天爺就是特別喜歡跟我開玩笑，我穿著高跟鞋擠在捷運

內，忽然覺得骨盆腔特別痠痛，後來面試怎麼結束的都不知道，下午就跑去醫院拿藥。直到現在還是感覺下腹一直往下墜，今天才突然意識到可能是生理期快要來了吧！唉，也不知道面試結果怎麼樣了呢……」

「聽起來確實很糟心。」她耐心地聽我叨叨不休，依舊溫和地微笑著。

「我都不知道如何面對這樣的狀況！」我忽然焦躁地說：「有時候好像吃點甜食會好一點，有時候好像大睡一覺會好一點，有時候怎麼做都不好，總之每個月都有這種狀況。我身邊蠻多朋友好像也有類似的問題，輕重不一而已。但影響到生活和工作的時候就會特別地煩躁。」

彷彿在等著我問出這樣的話，她眼神忽然流光溢彩：「要不我帶妳來一趟小宇宙之旅，解解煩悶？」

眼前的木門慢慢褪去，在時空轉換的詭異路上，我依稀聽到遠處傳來的聲音……「在這趟旅途中，我將送妳三把鑰匙……」

還來不及等我反應過來，我們已經掉進了粉紅色圓錐形般像梨狀的空間裡……

就這樣，我認識了 Brain Mama。就這樣，我被引領踏上一段充滿探索和解謎的旅程中。

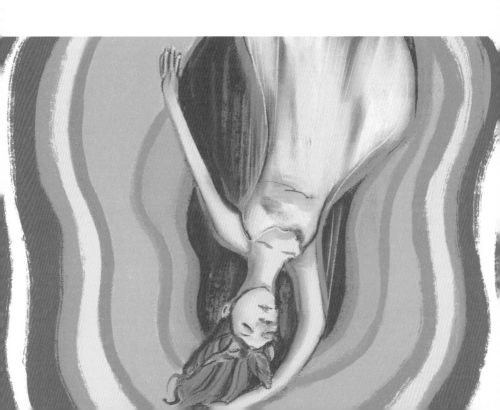

救救子宮，她有話說

　　小時候我曾在書裡看過銀河系，也知道宇宙的浩瀚及不可思議。但這樣的梨狀空間，還是第一次看到，我左顧右盼，忍不住問道：「這裡是哪裡？看起來有點奇怪。」

　　「閉上雙眼，配合呼吸，將心沉澱下來，打開妳的耳朵，也打開妳全身的毛細孔，把專注力放在聽覺和觸覺，當妳準備好之後，再打開眼睛仔細看看，告訴我，妳看到了什麼？」在 Brain Mama 的提點下，我緩緩地閉起眼睛，調息著，盡量放下剛剛的煩躁與鬱悶的情緒。

　　不知過了多久，在一吸一呼之間，起先我只聽到自己心臟強而有力的撲通撲通跳動聲，後來耳邊傳來震動聲，一會兒又聽到有東西剝落後掉入海中的聲音，而後又有海浪波濤洶湧的聲音，偶爾遠處還傳來咕嚕咕嚕的聲音，又再過了一陣子，窣窣聲響起，我打了一個冷顫，於是張開眼睛。

　　眼前的景觀讓我不寒而慄，映入眼簾的是，鋪在梨

狀空間中一層一層緊密有序如同綿密的網狀的束狀結構正在不停地抽動，不知為何，我忽然感到有點悲傷。

我轉頭看向 Brain Mama，追問：「我們現在在哪裡呢？」露出不安和疑惑的表情，我不確定地表示，「這景象似乎與我預期美麗且浩瀚的宇宙有點落差。」

Brain Mama 望著束狀結構，語速放慢，「妳不是正處於生理期帶來的不適感？這裡正是妳的子宮小宇宙。看來妳和她不太熟悉呢！不想一探究竟嗎？」

我微微皺眉，困惑地看著束狀結構不斷地抽搐的樣子，頓感下墜的下腹疼痛感重新席捲而來，不由得對 Brain Mama 說：「哎？這該不會是我經痛的樣子！」

「是不是覺得她收縮發抖的樣子看起來好痛，甚至像在哭泣？」

「是啊，」我難過了起來，「她似乎每個月都必然會痛哭一場，但我也無可奈何啊！」我微微抗議著，又有誰能理解經痛所帶來的困擾呢？

「為什麼妳會這麼想？」不像一開始見到那般的溫和，這時候的 Brain Mama 忽然嚴肅起來，她看著我，講述一段關於月經和月亮的故事：

「月經的英文為『menstruation』，是生理期在醫學上正式的用法，這個字源自古拉丁文『mensis』^{月份}和希臘語『mene』^{月亮}。早在遠古時代，神學家就發現女性每一個月會來潮一次，如同月亮有陰晴圓缺般的規律週期，也因此月經和與月亮同步這議題被論為一種理想且神聖的儀式。

「影響至深的古中醫書《黃帝內經》也將人視為宇宙的一部分，強調人體的自然運作與生理變化與『天地相參、日月相應』。隨著科學進步，德國的生物學家和其研究團隊追蹤近 30 位婦女的月經日記長達數十年之久，結果出乎意料：理想且健康的女性生理週期和月亮盈虧圓缺變化竟然真的有微妙關係！

「不僅如此，日本科學研究更發現女性生理週期一般是 28 天，而月亮從峨眉月轉變成滿月再回到殘月的變化大約是 28-29 天；女性排卵日平均是生理期來第一天往後加上 14 天，而新月和滿月的交替時間也大約 14 天。妳覺得，這一切是巧合？還是暗藏玄機……」

「等等……這些到底跟生理痛有什麼關係？」缺少耐心的我打斷 Brain Mama 的分享，甚至覺得這個連

結有點牽強。

　　然而 Brain Mama 並沒有直接回答我的問題，她繼續道：「……就因如此，自古人類發現兩者同步的自然現象，而將每月女性週期稱之為『月經』。這是很正常的名稱，應用正確的心態面對。

　　「隨著現代人無法日出而作日落而息，夜間的照明像是拉長晝日，直接影響我們的就寢時間；研究結果也發現不良的生活作息干擾著我們的生理時鐘的同時，也改變了月亮與月經的同步性。很多人以為晚睡可以晝補，但其實上過夜班的妳一定也知道怎麼睡都還是覺得很累。」

　　「所以您的意思是，當我調整到月經週期和月亮週期一致時，就不會經痛囉？這怎麼可能！它什麼時候來不是我可以控制的！」我大聲地反駁道。同時也暗自疑惑，她怎麼知道我曾經有段時間上過夜班，難道我們真的認識很多年了？不過，回憶起當時在澳門上大夜班的那幾個月，我幾乎是一個月來兩次月經，除了家常便飯的經痛之外，經血還非常黏稠，而且不管怎麼睡仍然很疲倦，後來健康檢查還發現褪黑激素不太平衡。

Brain Mama 似乎看穿了我的內心，認同道：「確實現在的生活模式，不論是飲食習慣還是作息，已經讓多數女性因賀爾蒙不調而出現亂經現象，但同時也表示如果能掌握一些可以相對讓身體機能正常運行的方法，即使月經和月亮節奏不同調，也可能降低經痛，對吧？」

也許是我長期飽受經痛之苦，頓時感覺 Brain Mama 所言極是。中醫常講「痛則不通，通則不痛」，但人總是很自作聰明，常常在健康上要飽受一點苦頭，反其道而行。我搖搖頭，嘆口氣回答道：「Well，妳知道的，就想說痛一痛就通了嘛。沒有在健康上出現一些隱憂，我怎麼會察覺到健康的價值呢？我身邊很多朋友都會經痛啊～疼痛程度不一而已，我還以為經痛很正常呢！」

這時，Brain Mama 拿起我的手，輕輕觸碰發抖的小肌肉，科普道：「這是子宮內膜，它是子宮肌肉層的一部分。當月經來時，黃體素驟降，導致內膜剝落、經血排出；而子宮肌肉會製造分泌前列腺素去誘發子宮頻繁收縮，避免過量出血。」

　　頓了頓，Brain Mama 若有所思地繼續說道：「當**前列腺素異常分泌過多**時，子宮肌肉會過度收縮，而子宮就會有暫時缺血缺氧的現象，有些人就會感覺到絞痛，嚴重時甚至覺得痛感蔓延到骨盆腔、下背、大腿，以及膝蓋等周邊組織。換句話說，只要控制前列腺素在

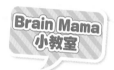

探討子宮壁

子宮壁分三層：
內膜薄且有彈性，可在月經週期中脫落並再生。
中層為肌肉層，厚實有彈性，可以收縮以幫助經血排出體外。
外層為結締組織，具有保護和支撐的作用。

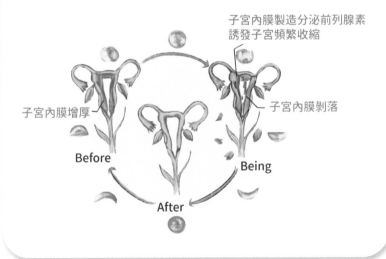

經期間正常分泌，或許就可以跟經痛說掰掰。」

我邊走邊撫摸著這發抖的小肌肉，頓時眼光泛淚，原來造成每個月類似宮縮的狀態是因為這個名為前列腺素的賀爾蒙影響。就在我思考如何讓前列腺素正常分泌時，不小心摸到幾顆類似肉團的突起物，它們甚至有點發燙！

「哎呀！這是什麼啊？」我驚呼！

Brain Mama 聞聲走到我旁邊，看了這些突起物，她回道：「看來子宮正在跟妳求救呢！」

「咦？」

「妳有想過與生俱來的子宮的功能是什麼嗎？」

「孕育寶寶？」

「如果只是單純孕育寶寶，為什麼不等懷孕的時候再長出來就好？跟乳汁一樣，平時沒有，哺乳的時候才有。」Brain Mama 挑挑眉毛有點戲謔地問道。

「……」我沒想到她也有這樣的一面，頓時語塞。

Brain Mama 略帶笑意認真道：「其實不管有沒有要孕育生命，子宮 makes a woman a woman，」她接著說，「意思是子宮功能的好壞是女性維持美麗健康

的重要關鍵。它是協同左右兩邊的卵巢並下達著指令的大腦(具體來說,是大腦內的下視丘和腦下垂體),以保持正常運作的能力,日本醫學稱之為『子宮力』。這三方機能必須有緊密且融洽的合作關係,一旦其中一方功能失衡,將導致女性生理機制無法正常運作,便產生一些病症。

「而妳剛剛摸到的突起物,正是常見的子宮肌瘤——雌激素因為受到腦下垂體過度的指令而分泌異常,刺激著子宮肌肉層的細胞異常增生而形成的變異細胞(西醫稱為肌瘤)。」

「聽起來真可怕。我有朋友就是長了七公分的子宮肌瘤被醫生診斷有不孕的風險。雖然現在醫療技術發達,只要有錢,不孕症好像也能迎刃而解,但前提是……只要有錢。」我不禁有點唏噓。

「當然引起子宮肌瘤的因素不只賀爾蒙濃度,還有年紀、遺傳、飲食、壓力、生活習慣等等。不過啊～形成婦科問題的原因千百種,包括耳熟能詳的子宮內膜異位、巧克力囊腫、多囊性卵巢症候群、子宮息肉、骨盆腔炎等……」Brain Mama 滔滔不絕地講述著各種艱深

婦科疾病的名稱。

「等……等等！我聽到都頭昏眼花了！」我喊道，打斷了 Brain Mama，這些專有名詞好像熟悉又很陌生，我不悅地抗議。

「那就讓子宮卵巢自己來說明好了。」Brain Mama 開心地將目光飄向上方，好像在招呼著什麼。這時，我猶如進入了天文館，Brain Mama 備好一張似紅血球般溫暖的單人沙發讓我躺在梨狀空間內，仰望著子宮小宇宙中不斷播放著不同類型的子宮病症。

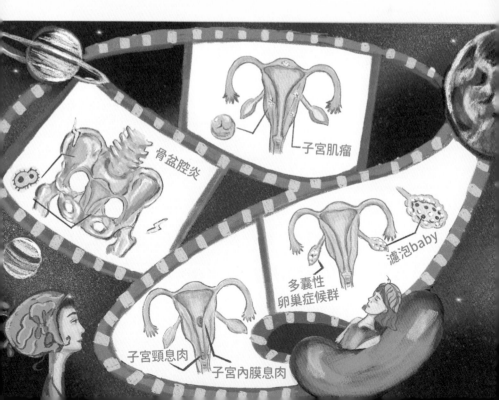

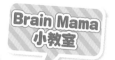

列舉女性常見子宮病症

常見子宮病症		好發位置
子宮肌瘤 通常良性，如「石頭般」的瘀血長於子宮肌肉層。	子宮漿膜下肌瘤	往子宮腔外長（骨盆、腹腔） 通常長很大才被發現
	子宮肌層間肌瘤	長在子宮肌肉層內 常見
	子宮黏膜下肌瘤	往子宮腔內長 易造成經期大量出血
多囊性卵巢症候群 濾泡Baby同時成長，但又無法長大成熟而聚集於卵巢內亦無法排卵。		長在卵巢內不成熟的小濾泡（至少10顆以上）
骨盆腔炎 細菌大軍入侵，沿著子宮及周邊器官攻擊引發感染。		細菌從子宮頸入侵，造成骨盆腔內任何器官感染所引發的炎症反應 例如：子宮內膜炎、急性輸卵管炎、突發性腹膜炎、卵巢膿瘡等
子宮息肉 子宮黏膜環境上膨出的「小山丘」，數量不一，太多凹凸不平的絆腳山丘導致胚胎難著床，影響受孕機會。	子宮頸息肉	炎症反應導致細胞過度增生掉至子宮頸通道
	子宮內膜息肉	子宮內膜層的黏膜細胞異常增生 可能因為生理期沒剝落完的內膜混合雜質而產生
子宮內膜異位症 經血逆流，隨機流到卵巢或腹腔。（經血跑錯地方啦～）	巧克力囊腫	錯位的子宮內膜跑到卵巢
	子宮肌腺症	錯位的子宮內膜跑到深部的肌肉層

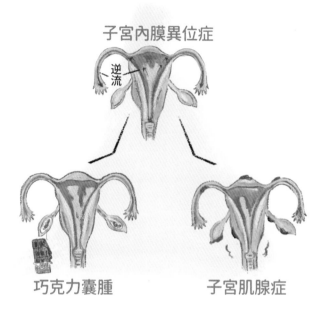

子宮內膜異位症

逆流

巧克力囊腫　　　　　子宮肌腺症

子宮肌瘤 子宮漿膜下肌瘤、子宮肌層間肌瘤、子宮黏膜下肌瘤

可能誘發危險因子

好發年紀：35-45歲
家族病史
賀爾蒙波動影響
腦下垂體指令異常
長期睡眠品質不佳
沒受孕經驗
肥胖因子

自我評估

· 月經量及血塊遽增且疼痛感延長(易貧血)
· 骨盆腔疼痛、非自然的腰痛
· 壓迫造成排尿障礙或頻尿
· 經期間排便不順、易脹氣
· 容易下半身水腫、非生理期感到下腹沉沉
· 下腹突然變大(非懷孕狀態)
· 較早有性經驗、不易懷孕、易流產
· 產後的生理期的經血量變多
· 長期服用賀爾蒙藥物、避孕藥、止痛藥等
· 性格敏感、容易焦慮、緊張、壓力大

多囊性卵巢症候群

可能誘發危險因子　　　自我評估

好發年紀：15-45歲
遺傳因子
雄性激素過高
環境賀爾蒙影響
新陳代謝障礙
排卵量少或無排卵
腦下垂體指令異常

- 發現痘痘遽增、四肢毛量變多
- 皮膚皺褶處易黑色素沉澱(腋、胯、頸)
- 生理週期不規律，經血量少
- 難受孕
- 體重遽增、肥胖
- 血糖不穩(胰島素阻抗)
- 壓力過大，睡眠不佳

骨盆腔炎

可能誘發危險因子　　　自我評估

好發年紀：15-45歲
多位性伴侶
婦科手術引發感染
自行吃過多抗生素
陰道環境免疫下降
(過度灌洗陰道)
陰道、子宮頸感染
放有子宮避孕器

- 下腹異常劇烈鈍痛
- 時而伴隨發燒現象
- 分泌物劇增，有豆渣狀
- 移動時，子宮頸有痛感
- 噁心、想吐
- 胸悶、呼吸不順
- 難受孕

子宮息肉

可能誘發危險因子

好發年紀：30-60歲
不良飲食習慣
不規律生活習慣
多位性伴侶
少運動，循環不佳

自我評估

· 陰道異常出血、血量過多
· 生理期異常延長天數
· 下腹墜落感
· 分泌物增多且時發惡臭
· 停經後仍出血
· 飲食上脂肪攝取過多
· 少換衛生棉、陰道尿道悶熱
· 食用過多雌激素產品或食品
· 肥胖，忽胖忽瘦
· 長期菸癮
· 熬夜、壓力過大
· 難受孕

子宮內膜異位症

可能誘發危險因子

好發年紀：30-45歲
家族病史
生育次數少
過多濾泡刺激素
初經過早
每月生理週期太短
每月經期天數過長
氣血循環不佳

自我評估

· 生理期時骨盆腔倒置，瘀血未排除
· 止痛藥已無法解決經痛問題
· 腰痠背痛，無法挺直
· 骨盆腔劇烈疼痛
· 下腹下墜感特別明顯
· 壓迫膀胱、頻尿、血尿
· 經期間排便不順、血便情況
· 生理週期不規律
· 常常覺得疲倦、寒意

貼心提醒：自我評估後若符合上述5項，建議至醫院做檢查。

　　看完子宮發表常見的病症，我茅塞頓開，以後去看婦產科的時候，內心比較不會徬徨，或許也會比較知道醫師在講什麼了。講到多囊性卵巢症候群，會聯想到過多長不大的「濾泡 baby」；提到子宮息肉，會有「小山丘」在子宮內膜的畫面浮現；或是讓我很困擾的骨盆腔炎，原來是有「細菌大軍」在不停攻擊我的婦科器官。

　　曾經聽說其實生理期時是可以很溫和的，甚至聽完 Brain Mama 講述月經和月亮的關聯性時，我開始有點好奇自己身在大宇宙裡能為子宮這個小宇宙做些什麼呢？

　　從平均 12 歲開始進入生理期，到平均 52 歲進入更年期，正常生理週期的循環會陪伴我們近 30 ～ 40 年。

　　在這些年中，相信身為女性的我們，都曾疑惑過每個月讓我們哀嘆各種不方便的生理期狀況，或許真的不單單只是為了孕育生命而產生的女性生理機制而已。

　　為了解開更多的困惑，我決定跟著 Brain Mama 繼續踏上與子宮對話的旅行。

　　我現在想跟經痛好好地說掰掰，也不希望子宮病

症找上未來的我。更相信若能早一點認識 Brain Mama
並多了解自己的身體狀態，就能降低非天生結構性子宮
病變，或許好孕來敲門沒有我們想像的這麼難。

獨特的第二個生理時鐘

「剛剛您不是提到『子宮力』是由三個器官互利合作，我挺喜歡這詞彙，聽起來感覺就很有力量！」在看完多種子宮病症後，我忽然挺好奇如何給子宮力量？又是誰支配著這股力量？

我繼續追問道：「具體來說，這三個器官是被什麼東西連結起來的啊？」常常聽到女性朋友們討論著內分泌失調，我想或許跟這個所謂的「力量」有關係，我迫切地想要知道其中奧妙。

Brain Mama 眨眨濃密翹彎的睫毛，流露讚許的眼光，她看向很是興奮的我，對這個提問表示欣慰。

「在回答妳這個問題前，藉由剛剛天文影像的播放，我們先來了解子宮和卵巢具體的結構以及互相合作的關聯性，」頓了頓，Brain Mama 看向我，皺了皺秀眉，又接著說道，「或許會有點枯燥乏味，但卻是很基本的 HQ。」

「咦？什麼…什麼 Q ？」

「HQ。」帶著堅定且嚴肅認真的語氣，好似要確

認我有完整接收到這兩個組成的英文字母。

「嗯，H、HQ，」我忽然有點緊張，支支吾吾地複誦道，暗中希望 Brain Mama 不要看穿我的無知，然而她挑挑秀眉，我便知道自己的表情肯定出賣了那份不確定，我洩氣並謙虛地詢問：「這是什麼呢？」

「妳有聽過一段話嗎？」Brain Mama 露出滿意的表情，「Health is like money. We never have a true idea of its value until we lose it.（健康猶如金錢。在失去它之前，我們不會真正理解其價值）。」

我默默且輕輕地搖搖頭，雙眼低垂，彷彿在說：「這比喻好深奧。」但沒有真的說出口，如果真的說出口，實在沒把握 Brain Mama 會不會因此嘲笑我的無知。這一刻，她似乎也察覺到我糾結的內心戲，語氣變得較為平和，並繼續道：「這確實是一個需要深刻體會金錢與健康強烈連結的比喻。

「現代生活節奏緊湊又忙碌，在沒有對健康有正確價值的想法前，要有效率地提升其水準確實不容易。而我近在妳們身邊，卻又常常被忽略……」

Brain Mama 搖了搖頭，輕嘆道：「通常在西醫檢

查報告中沒有紅字，很多人就誤以為是健康了，但紅字與否只是在告訴我們『尚未達到疾病的標準』，西醫檢查的標準值是以『疾病與否』作為標準喔！」

「喔？所以大部分的健康檢查，是不是應該改成『疾病檢查』啊？」我露出壞笑，有點挖苦地問道。

然而 Brain Mama 並沒有理會我的解讀，接著說：「多數人面臨的問題是，即使檢查報告沒有紅字，身體還是有不適感，例如：反覆性頭痛、睡眠品質不佳、大腿筋膜太緊繃，甚至偶發性抽筋等等，身處在一個所謂的『亞健康狀態』——不夠健康，卻又未達西醫紅字標準。想要更進一步提升自己的狀態，但又不知道可以往哪裡調整，讓自己的健康狀態更上一層樓。」

Brain Mama 緩緩地靠近我，將手搭在我僵硬的肩膀上，進一步地說：「在呵護女性健康議題上，最常遇到的是無法聽話照做，或是無法確實判斷什麼方法對自己最好，這時候容易像無頭蒼蠅一樣亂飛亂撞。」

「意思是，我們要建立一些對自我健康的基本觀念囉？」我眼睛緩緩張大，出神地看著 Brain Mama，我的大腦飛速快轉著……思考著自己對健康的知識和意識

有多少？遇到相關健康問題的應變能力有多少？自己願意面對並降低健康風險的接受度有多少？說真的我並不是很清楚，也不知道多數人是不是都和我一樣呢？

「別擔心，即便是健康領域相關科系背景的人也未必能很好地了解自己的 HQ，」Brain Mama 一語點破，並把陷入深思的我拉回來，「我相信妳從小對 IQ 智商和 EQ 情商並不陌生吧！」

我點點頭，對 Brain Mama 眨眨眼，握住她放在我肩上的手，試圖讓掌心的溫度傳遞給她，讓她知道我內心某種驅動力正在迫使我轉變。她反牽著我的手慢慢坐回紅血球狀的沙發，四周環境頓時變化起來，暖陽氣息籠罩著子宮，彷彿輕輕擁抱著我們，與之前看到子宮病症時的感受有天壤之別，此刻的心境上充滿愉悅與安寧。

「我長大開始賺錢後，也接觸 FQ 財商，發現原來自己對金融智商的能力並不太好。比方說，理財規劃、投資收益和創造財富這些能力，我還不太足夠，也因此有上一些課程，試著逆轉一些思維。」

「正是！」Brain Mama 忽然像孩子般地開心咯咯

笑，「還有一種能力，就是 HQ，稱之為『健商』……喔不，不是妳現在內心想的蓋房子的建設公司，而是所謂的健康商數！」

Health Quotient

我瞪大眼睛，豁然開朗，一臉振奮，「原來這也是一種能力！」

「如果對聽到『健商』還很陌生的妳，沒關係，諧音確實會讓我們聯想到蓋房子的建設商。」Brian Mama 含著笑，眼神清澈，接著說：「發揮妳的想像力，讓我們一起看到兩者的關聯性。我常常比喻身體營養存款的多寡為建造一座房子的地基。存款多，地基就較穩固；反之，存款少，地基就容易因外在因素而晃動。

打個比方，如果今天支持睡眠的賀爾蒙正常運作要 10 個維生素 D、7 個維生素 B 群和 5 個鈣，但是我的身體存款只夠支付 3 個維生素 D 和 2 個維生素 B 群供給今晚使用，而鈣根本不夠用，因為剛好今天早上生理期來子宮收縮時所需，畢竟人體資源有限，已經被調度走的鈣，在來不及補進來的狀況下，是不是就有可能造成睡不安穩的風險呢？」Brain Mama 繪聲繪影地描述營養素的收支概念，燦爛的笑容也逐漸綻放，在光彩熠

熠的子宮光輝中，顯得特別好看。

　　我凝神細想，如果我們能從小擁有相對良好的 HQ，對自己的健康有風險意識，也願意誠實面對自己的身心狀態並採取應對的行動，打造牢固的健康地基，或許我們就能夠從陽光、空氣、水、食物及運動中獲取

平衡的能量，而不會擔心身體這座房子是否會因為日曬雨淋或歲月摧殘，而提早衰老或是生大病。

在理財方面，我銀行存款不夠可能可以跟第三方貸款投資，但在管理健康方面，疾病除了靠醫生治療，預防疾病好像只能靠自己。沒有人可以為他人代替承受病痛，偷不走也幫不了……我頓時有點悲傷，想起過世的阿嬤。她年輕時因為摔車導致骨盆錯位，當時只打了止痛，以為好了。多年後，由於身體長期處於不正位的狀況下，導致行走時受力不均，年邁時形成長短腿，便不太愛走路了。可想而知，當時有些疼痛及不便之處，也只能自己承受著。

「防守就是獲利的開始。」 似乎注意到我心境上已經產生變化，Brain Mama 繼續說道：「這是我送妳的第一把鑰匙，打開 HQ 思維大門。積極的從生活上預防一些可能造成身體變成亞健康狀態。也就是說，當營養和能量地基不會被調走太多時，就有機會存下來為未來緊急使用時做調度。」

我接過閃閃發光的金鑰匙，不禁跟著複述了一遍：「防守就是獲利的開始。」她將健康財商化的思維模式，

很打動我，我的內心也燃起了興致。

「但要怎麼不被調走太多呢？」

「跟理財一樣，不僅需要『開源節流』，同時也要開拓多元的『收益來源』唷！」Brain Mama 的眼神散發出光芒，接著說道，「舉例來說，在理財上開源節流需要減少不必要的額外開銷，而多元收益上有些人可能會投資房地產、股票、基金，甚至只是簡單的定存。在投資健康上的開源節流和收益上，妳覺得有哪一些呢？」

「嗯……少吃甜食？多吃原型食物？」

「這是一個簡單也不錯的方向，」Brain Mama 嘴角上揚，話鋒一轉，「理財的終極目標如果是財務自由，管理健康的目標或許是像古拉丁文形容健康為 salvus，是一種象徵肉體上的健康、心靈上的救贖，以及靈性上幸福和豐盛的感覺吧！

現代有很多熱門的研究（例如：腸胃道微生物學）已拋開傳統的醫學對『健康＝沒有疾病』的定義，更傾向『健康＝整體個體的平衡狀態』。將健康的定義從語言學、醫學和疾病學的角度整合後，回歸本質，或

許健康在最初意味著『整體的』。」

我拋棄了以往的急躁，安靜地聽著 Brain Mama 講述一段對「健康」二字深入的探討。

「既然是整體，我們何不把 HQ 再放大一點？」

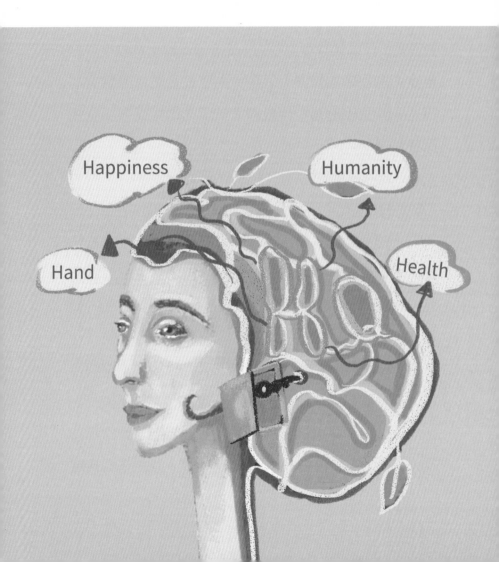

Brain Mama 露出孩童般耀眼的笑容，「HQ 或許不再只是單純針對肉體上的健康與否。將 HQ 定義提升為 H 的四次方，Health Quadruple。包含從外到內身體的 Health、心靈層面的 Happiness、人道慈愛的 Humanity、和自利利他的 Hand。最理想的自我健康管理方式，是能有意識地確立自己的健康指數，增加自我健康知識與能力，為自己擬定一個合適且能執行的方案，最後付出行動來改善生活及身心靈健康，甚至正面影響到他人。」

「這不就是越來越盛行的全方位健康照護……好像很貼近**全人健康 (holistic health)** 的概念嘛！」

「正是！」Brain Mama 似乎很欣賞我的靈光反應。

𝄞 ☽ ● ☾ 𝄞

「看來妳有點解鎖對 HQ 的知識百寶箱了。剛剛本來想問『子宮力』怎麼來的？」Brain Mama 把話題拉回到先前提到的子宮力問題。

「不，Brain Mama，我們還是先了解子宮和卵巢

的結構,以及其互相合作的關聯性吧!」經過對 HQ 的探討後,我發現了解一些生理運作還是好的,可以加強對一些狀況的判斷力。

「這兩個器官位於骨盆腔內,正是影響女性第二個生理時鐘的關鍵角色。」Brain Mama 像白袍附身般解說著,「在看子宮病症天文景象時,妳應該也注意到正常子宮長得像一個倒置的梨子狀,它的大小約是一個拳頭,底部較寬,往下走至狹長處的頸部稱之為『子宮頸』,再往下銜接至陰道。而向上走也會逐漸狹窄並延伸至左右兩邊的地方稱之為『輸卵管』,輸卵管的末端像是兩隻大大的手掌,看似輕握住的地方正是卵巢(左右各一),不過既然是『看似』,那就表示卵巢實際上和輸卵管並不相連接喔……」

「啊!」又一次地,我滿頭疑惑地打斷 Brain Mama 的話,「我的腦子又開始打結了,它竟然沒有連接在一起?」不擅長用專有名詞去探討生物學的我,提出抗議。

Brain Mama 並沒有因為我的無理而不開心,反而寵溺地輕笑著形容道:「卵巢好似投手,而輸卵管像捕

手，兩者在互不沾黏的狀況下才能自由活動拋接球不受
牽絆啊！

　　每個月卵巢中的卵子會在半透明並附有光澤的
小圓球^{濾泡}呵護中慢慢成熟長大，同時也會分泌雌激素刺激
子宮內膜增厚，妳可以想像這時的子宮內膜層內像個正
在施肥的土壤。這是子宮和卵巢互相連結的第一個關聯
性。」

　　此刻我腦中不自覺地浮出幾顆美麗透亮的小珍珠，
在卵巢中一閃一閃的，像極了珍寶。

　　「當卵子長至大約 2-3 公分時，便會從卵巢表面破
裂排出，」Brain Mama 繼續闡述著過程，「好似投球
般將卵子拋出，身為捕手的輸卵管這時會介入，猶如下
垂喇叭花狀的手掌將卵子輕鬆拎起，並送至輸卵管中提
供養分與氧氣，等待與精子相會。

　　此時，排出卵子的濾泡也沒閒著，它會轉變成黃
體，持續大量地分泌黃體激素（又稱黃體酮，或是孕激
素），促使子宮內膜層變得更加肥厚成熟，等待相會並
結合後的受精卵這顆種子的到來，這便是子宮和卵巢的
第二個關聯性。在受精的狀態下，輸卵管又化身為跑壘

者，將受精卵運送至肥沃的子宮內膜著床。」

「那如果遲遲都沒有等到精子呢？」

「在未受精的狀態下，卵子便會逐漸萎縮死亡囉！」Brain Mama 露出再正常不過的表情，「卵巢內的黃體也漸漸萎縮，導致黃體激素及雌激素濃度的驟降，子宮內膜層在沒有這些激素的刺激支持下，將剝落出血，隨後順著子宮頸至陰道排出體外，這時就稱為『月經來潮』。這是第三個子宮和卵巢的關聯性。」

「好精采的投手和捕手練習的畫面啊！」我由衷地說道，好似看到一場精采的傳接練習，而這項練習正是每個月在每位成熟女性身體內運行著。

「但是『子宮力』所提到的不是三方機能嗎？還有一方是大腦，它又在其中扮演著什麼角色呢？」我沉吟地追問道。

Brain Mama 露出一抹深不可測的微笑，下巴微抬，挑挑眉，雙手扠腰，挺著胸膛，不答反問：「妳覺得呢？」

我歪著頭，若有所思，回想起初見 Brain Mama 時她正忙碌地指揮大小事的樣子，恍然大悟，「是您！」

我的心因興奮悸動，並恭敬起來。有那麼一瞬間，我捕捉到她閃爍著猶如智者般的眼神，但她散發出的和善與純粹並不會讓人有距離感，反而更好奇她在其中的角色。

「是，」她發出歡快銀鈴般的笑聲，「是我。記得我說過認識妳很久了，對吧！」我頻頻點頭。Brain Mama 繼續道，「每一天，妳所感知到的喜怒哀樂、生理上的疼痛與否、肢體上的控制與平衡、對於事物的學習力，以及記憶儲存抽屜等等，都與我息息相關。說起來很複雜，但也很簡單。妳可以想像我是一個帶著一群小兵，精明且嚴肅的最高指揮官，在受到外在刺激時，需做出一些相對的反應。

針對『子宮力』，我想介紹兩位機靈的幹將給妳認識，一為管制腺體平衡傳送命令的決策者『下視丘』，二為與它密切合作並掌握賀爾蒙釋放多寡的『分泌腺體』（包含腦下垂體、卵巢、睪丸、腎上腺、胰腺、甲狀腺等）。」

看到我又一次因為生理學上的專有名詞露出難以理解的表情，Brain Mama 忍著笑意，問道：「『賀爾蒙

發飆』，有聽過吧？」

「知道，就是它！讓我每個月這個時候都陰陽怪氣的。」想到每個月因為經痛的困擾，我忍不住抱怨道。

「它們像送信的使者一樣，」Brain Mama 陳述：「一年 525,600 分鐘，一天 86,400 秒，我們的身體系統時常都被這些信使們控制著，它們的多寡和傳送的速度，都會影響我們的生理和心理平衡。

例如，當嬰兒啼哭的時候，我會因為受到環境刺激並接收到需要哺乳的需求，我的幹將下視丘就會發射泌乳激素這個信號，再傳送到腦下垂體進行調節，進而要求乳腺促進乳汁分泌。」

「喔，」我微微歪著頭，「也就是說，您在『子宮力』中扮演的角色其實更像樂團中的指揮一樣，給對指令，讓賀爾蒙能譜出好聽且和諧的音律曲調。」

「正是。」Brain Mama 面帶笑意，「影響賀爾蒙能不能和諧的因素很多，食物的選擇、睡覺的時間、壓力的程度、藥物的影響，甚至環境的干擾等等。妳有沒有發現當妳正處在不安、焦慮或壓力下，就無法很好地向伴侶或是家人表達愛意？會不小心口是心非地口出惡

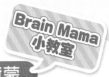

列舉與女性生理週期較密切相關的賀爾蒙

分泌腺體	掌管賀爾蒙	主要功能
腦下垂體	生長激素 (HGH)	1.影響小孩成長身高、器官、肌肉、骨骼等發展。 2.參與成人生理組織生長(例如:蛋白質合成)。
	促腎上腺皮質激素 (ACTH)	參與晝夜節律、血壓調節、心臟機能、新陳代謝、免疫活動。
	濾泡刺激素 (FSH)	刺激雌激素分泌、濾泡生成、排卵。
	黃體激素 (LH)	誘發排卵、維持子宮內膜、為生育作準備。
	促甲狀腺激素 (TSH)	刺激甲狀腺素的合成與分泌。
下視丘	泌乳激素 (Prolactin)	成長期:刺激乳腺發育;分娩後:刺激泌乳。
卵巢	雌激素 (Estrogen)	成長期:刺激乳腺發育,增加脂肪。 生理週期:誘發卵泡成熟、刺激子宮內膜增厚。
	黃體素 (Progesterone)	生理週期:助於子宮內膜增厚,提供著床準備。
	睪丸素(Testosterone) 雄激素(Androgens)	調節性慾、情緒、參與生殖系統運作。
腎上腺	腎上腺素 (Adrenaline)	應激反應,增加生存能力。
胰腺	胰島素 (Insulin)	平衡血糖,將糖分轉化成能量供細胞使用。
甲狀上腺	甲狀腺素 (Thyroxine)	參與新陳代謝機制,胖瘦調節,產熱及基礎代謝。

語。」

我點頭如搗蒜。

「這是因為受到情緒波動的影響，幹將們也會感受到壓抑，它們就沒辦法很好的協調釋放表達愛意的賀爾蒙。」

「原來如此！」我睜大眼睛，激動地分享道：「這讓我想起在無數個需要熬夜唸書考大學的日子，我當時壓力過大，半年多月經沒有來，媽媽很著急，還胡思亂想以為我要變成年輕未婚媽媽了！後來去中醫針灸和吃了促進黃體素生成的中藥，才漸漸恢復規律的生理週期呢！原來是壓力導致賀爾蒙不協調了！」

「現在想來，是不是覺得一切都是賀爾蒙在作祟呢？可見妳當時的狀態是下視丘和腦下垂體隨著環境刺激而過度敏感，無法順利協調女性賀爾蒙釋放（即子宮力下降），其實這也沒有不好，而是身體的另一種保護機制呢！」Brain Mama 開心地說道，「這種生理防衛反應是與生俱來的本能。在極大的壓力下，身體以為生存面臨了危險，就會先關掉某一些看似不重要的功能。簡單來說，在沒有要受孕的狀態下，生存的重要性大過

於一切，先暫停生理週期，好讓生物體度過危機，而產生的防禦反應。」

「太驚人的機制了！」我不禁感嘆人體機制的聰慧。

「話說回來，記得先前提到的投手和捕手的畫面嗎？」我點點頭，Brain Mama 笑笑地繼續說道，「妳知道嗎？女性每月獨特的生理時鐘被賀爾蒙深深影響，也因此有『女人的一生被賀爾蒙左右』的說法。女性賀爾蒙（黃體素和雌激素）分泌的水準和多寡，可以分成四個階段：像春暖播種的濾泡期、如夏天火熱般旺盛的（黃金期）排卵期（高峰期）、春去秋來增添幾分悲傷的黃體期（安定期）、以及進入低谷冬天的月經期（安靜期）。讓我們一起看看吧！」

這時，如天文館般的星空播放起賀爾蒙在緊密協調的「春夏秋冬」週期內所發生的五大生理區塊重要變化。

賀爾蒙波動
濾泡刺激素(FSH)&黃體激素(LH)

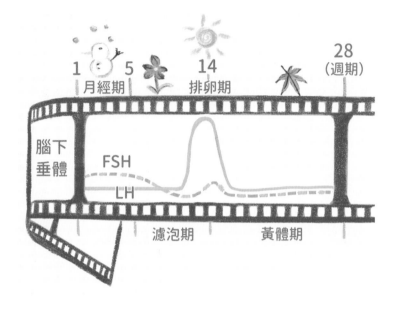

濾泡期(春)　經血結束第一天開始，腦下垂體接受下視丘分泌的
　　　　　　促性腺激素釋放(GnRH)指令後，慢慢將FSH送至卵
　　　　　　巢，濾泡受刺激開始逐漸成熟。

排卵期(夏)　FSH漸漸停止傳送，LH濃度攀升，促使一顆幸運的濾
　　　　　　泡完全成熟(稱卵子)進入輸卵管，並往子宮內移動。

黃體期(秋)　FSH和LH停止分泌。

生理期(冬)　FSH和LH停止分泌，等待下一個美好週期。

卵巢：濾泡→卵子

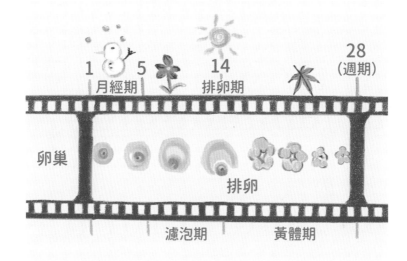

濾泡期(春)　初期濾泡逐漸轉成空腔期濾泡並受促性腺激素釋放 (GnRH)影響，而後「天選之濾泡」繼續生長至成熟卵子。
註：女性一生中有固定數量的濾泡，會隨著歲月老化遞減並消失。

排卵期(夏)　排出一顆成熟卵子並移動至輸卵管。

黃體期(秋)　未受精的狀態下，卵子慢慢凋零死亡。

生理期(冬)　凋亡卵子混合經血排出體外，卵巢內的青春期後所剩的原始濾泡慢慢轉變成初期濾泡等待下一個規律循環的開始。

基礎體溫

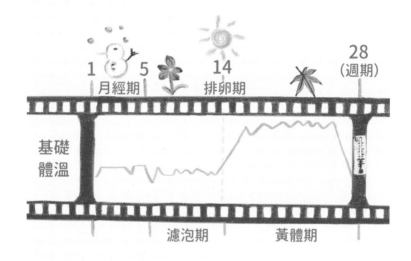

濾泡期(春)　持續體溫波動低溫。

排卵期(夏)　排卵日通常會下降到最低，而後明顯一下子會升上高溫。

黃體期(秋)　持續高溫。
　　　　　　註：高溫若無法持續12-16天，為黃體素不足。

生理期(冬)　未受精狀態，體溫波動會明顯下降。

子宮內膜

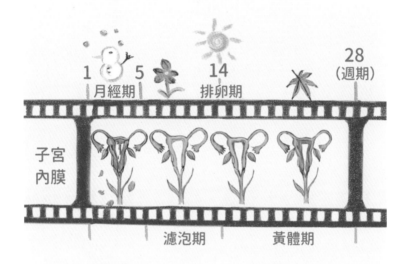

滤泡期(春) 始於正常內膜厚度，在雌激素攀升的同時開始增加厚度。

排卵期(夏) 內膜不斷增厚並達到某一程度厚度，準備迎接成熟卵子。

黃體期(秋) 受雌激素影響，子宮內膜再持續增厚；黃體素提醒子宮內膜持續保持該有的厚度。

生理期(冬) 子宮內膜混合血液開始剝落。

女性賀爾蒙
雌激素&黃體素

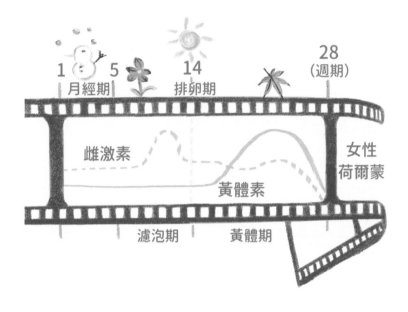

濾泡期(春)　雌激素濃度逐漸上升，黃體素則停留低點。

排卵期(夏)　雌激素持續大幅增加來到高點。

黃體期(秋)　黃體素生成，來到高峰；在未受精狀態，黃體素被
　　　　　　身體自行吸收，雌激素降至最低點。
　　　　　　註：雌激素分泌過多的狀態下，和黃體素不能達到平衡，會產生
　　　　　　所謂經前症候群PMS。

生理期(冬)　黃體素產量持續下降，雌激素停留低點，傳送訊號
　　　　　　給大腦為下一段週期做準備。

　　仰望著每個階段的不同生理變化，我逐漸對女性獨特生理時鐘的基本生理運作有更進一步的認識。我以往只聽過一些子宮病症專有名詞，卻不知道箇中道理。如今在這特別的奇幻之旅中，我明白子宮卵巢功能的變化、賀爾蒙調節的節奏，以及大腦是否能正常下達指令，都主宰著女性健康與否的關鍵。它們緊緊相扣，互相協調；若是溝通不良，將迎來所謂的賀爾蒙失調……我相信，這不是我們樂見的。

1-3

按照 Brain Mama的指示，聽話照做很簡單

　　小時候有一次上廁所，「咦？為什麼小褲褲上有咖啡色痕跡？」疑惑之際，我偷偷把內褲丟掉，換一條乾淨的。當天到學校上課時，上廁所又大驚失色地發現咖啡色痕跡再次出現！實在匪夷所思，回到家又立刻丟掉內褲，再換一條新的，企圖把痕跡「毀滅」，反覆幾次，直到沒有乾淨內褲穿的時候，才提起勇氣跟媽媽說⋯⋯

　　再大一點的時候，一天和表妹們到阿嬤家玩在一起。其中一個表妹待在廁所遲遲不肯出來，出來後神色閃躲。傍晚時，阿嬤發現廁所藏有一條內褲，詢問是誰的？表妹吞吞吐吐地舉手，表示她不知道怎麼了，只是暫時把小褲褲「藏起來」，明天會帶回家洗⋯⋯

　　阿嬤沒多做解釋，說道（台語）：「阿捏喔⋯冰ㄟ冷ㄟ攏麥呷，等ㄟ睏拿一條毛巾放在卡撐下面粗ㄟ⋯⋯」晦澀的表情控制了一會兒，「阿洗澡強強ㄟ就好，麥浸喔！」頓了頓，「明天免拜拜啦，對佛祖不敬⋯⋯」

我走神地凝視著 Brain Mama 淡雅又沉著的臉龐，回想起小時候突如其來的初經來潮時的一些場景，困惑又驚訝於當時自己和姊妹們的反應以及長輩的「指導」，傳承著母性過往的經驗和忌諱，隱約地感覺生理期的到來有一種說不上來的羞恥感，需「將血藏好或銷毀」。

「在想什麼呢？」Brain Mama 的目光閃爍著睿智的光芒，透露一種優雅與自信美感，溫潤的聲音將我從遙遠的記憶中拉回。

我的臉浮現出相見恨晚的崇拜，「那我接下來該怎麼做才能確保自己能像不經痛的人一樣擁有正常的『子宮力』？」

「問題不在於別人的正常是什麼樣子，」Brain Mama 星眸璀璨，「重點在於『妳』明白自己生理循環最初的樣子和現在的差異嗎？」

「嗯……」我遲疑了一會兒，「我想一下。」Brain Mama 並沒有催促我，靜靜地等待我的回答。

「其實……呃……我並不是那麼理解，記得以前確實不是那麼痛，但它每個月都會來是肯定的，只是每一

次來都像是不同程度的酷刑。」我的臉有一點漲紅，雖然如實以告，但也覺得不太熟悉自己的生理循環。都說魔鬼藏在細節裡，我突然驚覺是否該問一下這生理循環中是否有什麼細節呢？

「Brain Mama，」我搔搔頭，有點羞澀地輕喚她，此時的 Brian Mama 抬頭看向我，含笑不語，猶如母親般散發著月亮的溫暖光芒。這是這趟旅程中，我第一次叫她，不免有些不好意思。

「之前提到月經前、中、後子宮內膜的變化，大概明白生理痛的生理機制。但您提到的生理循環最初的樣子，具體是指什麼呢？」

「每位女性的飲食和生活成長的環境不同，因此每個人生理週期的『正常樣子』也截然不同。最客觀的方式，就是和自己的過去相比，但不是以初經來時不穩定的狀態相比，」Brain Mama 輕聲解釋道，「因為初經來潮，生殖器官尚未成熟，難免會有不規律的生理狀態。

「所謂和過去相比，要與自己過去約六個月以上的狀態做比較。舉例來說，有些人一直以來 45 天才規律

地來一次，雖然週期過長容易伴隨月經過少的現象，但能『規律地』來潮這個狀態，對她而言，就是正常。」

我點點頭，依稀想起身邊朋友就有這樣的現象，即使週期過長，但是日子計算得準確，她一樣自然受孕。而自己好像都是 30 天左右來一次。

「除了週期之外，還有什麼條件可以檢視呢？」我好奇的追問。

「妳一定有聽過婦產科醫師提到：**每個月來的週期、每次來的天數、來時的顏色、血量的多寡、是否有血塊、以及氣味如何**，對嗎？」

「啊？」我驚訝，「不是只要看週期和天數嗎？」我認真以為有來、不痛就好，沒想到還要觀察其型態。

Brain Mama 凝重地看著我，「月經的狀態如同魔鏡一般，反映著女性基本的身體健康水平，」為了提高我的理解能力，她放慢語速接連說道，「而子宮是很敏感的，它是女性獨有的警報系統，每個月都發出紅燈 ALERT 的警訊或綠燈 SAFE 的信號。」

此話剛落，天文館般的梨狀空間又開始變幻顏色，橙色的色調柔和飽滿，四射在壁上，流水般的線條自然

而下，映入眼簾的是子宮放映著講述她的健康與否所需的理想條件。雖然 Brain Mama 說每一位女性子宮狀態有其個體化的差異，但是健康子宮還是有一些客觀的條件可以作為參考基準。

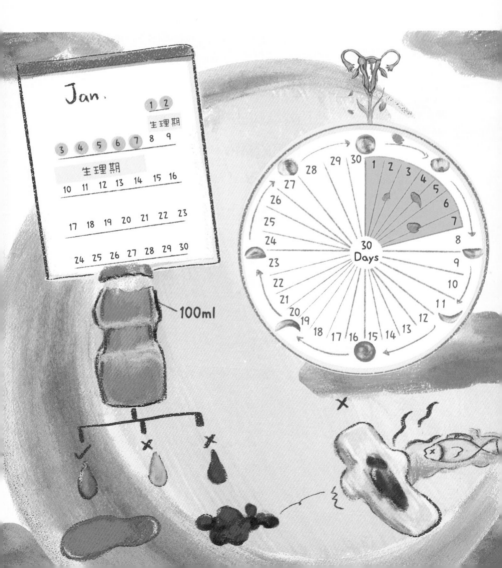

健康子宮參考基準

月經週期

☆正常狀態：28-30天(±2天)。
★異常狀態：<21天＝偏向週期頻繁；
　　　　　　>40天＝偏向月經過少。
註：若很規律的45天或60天循環也算是正常；可運用APP記錄週期。

經期天數

☆正常狀態：每次固定規律3天以上至7天以下。
★異常狀態：忽長忽短，例如當次3天，下次8天。需留意是否壓力過大，肝臟代謝賀爾蒙不佳，睡眠品質下降。

血量多寡

☆正常狀態：1/3的100ml養樂多瓶最剛好。
★異常狀態：
>1/3的100ml養樂多瓶=需注意子宮或骨盆腔相關症狀
<1/3的100ml養樂多瓶=注意臟器功能、壓力調節、營養水平、過度節食或生活作息。

顏色

☆正常狀態：鮮紅色或櫻桃紅。
★異常狀態：褐色、淺粉紅、橘紅色、黑紫色等。

血塊

☆正常狀態：無血塊為佳。
★異常狀態：有血塊(大於五元硬幣)=注意是否因血液循環不佳導致瘀血、下腹冰冷、易經痛。

氣味

☆正常狀態：輕微血味。
★異常狀態：濃郁魚腥味、發酵惡臭味、鐵鏽味需注意衛生棉或棉條替換、是否有清潔通風、陰部發炎、搔癢情況、體內新陳代謝異常等等。

　　看著這些客觀條件，我反觀自己，腦子有點亂，覺得自己的子宮小宇宙好像每個月的狀態都不盡相同。

　　Brain Mama 看到我費盡心思地思考自己的狀態，不由得走向前，拍拍我的肩膀，說道：「能反思自己是好事，但過去就讓它過去吧！」

　　我驚呼：「如果就讓它過去的話，不就不能改變我經痛的事實了嗎？」

　　「那妳一直回想過去，就能讓自己不經痛嗎？」Brain Mama 挑挑眉。

　　「嗯……不能。」我有點氣餒。

　　「認真地接受並活在『當下的樣貌』才是真正能改變經痛的第一步。」耳邊傳來 Brain Mama 平靜的話語。

　　「認真地接受並活在『當下的樣貌』……」我小心翼翼地重複著。

　　「我的意思是，很多人覺得要改變過去就能改善未來，實際上過去的事是已成的事實，並不能改變。反而，」Brain Mama 繼續解釋著，「有意識的認可並把握現在可以做的，才能改善不理想的狀態。譬如，把握

今晚十點以前就寢，好好睡上一覺，讓身體機能順著生理時鐘休息且修復，如何？」

我歪著頭，坦承道：「十點以前就寢好難喔……」

「我有一個好建議，要不要聽看看？」Brain Mama 提議。

「是什麼呢？」

「其實妳需要的是揮舞手中的劍去斬斷『放棄的習慣』。」

「啊？放棄也會成為一種習慣？」

「當然囉！」Brain Mama 舉例，「小時候有因為功課寫過日記吧？但後來可能在諸多藉口中放棄了這個紀錄習慣。現在何不開始寫『月記』，每月書寫自己生理期來時的樣貌？」她輕快地繼續說，「這是可以把握當下、觀察並看清自己樣貌的第一步，想像成與子宮對話的一種紀錄方式。妳可以很簡單的紀錄以下資訊：**週期、天數、顏色、血量、血塊、氣味**。也可以選擇富有感情的描述妳生理期的樣子。有了這本『月記』，當醫生詢問妳狀況時，也比較有個依據，而不是含含糊糊回答經痛問題，妳說呢？」

　　「我同意！這方法挺新穎的呢！」我興奮地站起，決定聽 Brain Mama 的話，觀察並紀錄自己生理期的樣貌，開始並沒有想像的那麼困難。【書寫妳的生理期樣貌 (P216)】

　　「常常聽到人家說，『月經也是一種排毒的方式』。」了解子宮健康的客觀條件後，我忽然針對血量有一點好奇，「所以是不是排得越多越好呢？又或者是不是量太少就有可能導致毒素過度累積在體內？」可能因為排毒概念常常和五花八門的養生廣告綁在一起，若能將子宮內的廢物順利排出體外，是不是能降低子宮病變的風險？

　　Brain Mama 注視著我，神秘地笑著，「對一半。」

　　「喔？怎麼說？」

　　「正如先前講到的生理週期四階段，成熟女性每一個月都經歷著春夏秋冬的循環，子宮內的變化像大地萬物一樣運轉，讓青春泉源生生不息。不是只單靠生理期

經血剝落才在『排毒』，應當順勢而為地跟著這個循環走，事半功倍地幫助身心靈更穩定。」

「聽起來挺有意思的！」我開心地原地手舞足蹈起來。「可以讓青春泉源一直來很好啊！那如何知道我有沒有跟著春夏秋冬的循環走呢？」相信愛美的女性此刻一定跟我一樣開啟了求知慾。

「確實有一些簡易小工具可以協助簡單地評估生理機能是否平衡運作，」Brain Mama 順著我的話繼續說道，「失衡的狀態大概就能推斷出身體的節奏不協調了。」

「喔？像是什麼小工具呢？」我露出深究的眼神。

「第一個小工具是自我體質風險評估表，就像一般網路上眾多的心理測驗一樣，可以掀開『自我體質風險』的罩紗。」Brain Mama 神采奕奕地說，「了解自己現在的體內樣貌很重要也很有意思，它能統整出目前最需要處理的三個生理系統。」

自我體質風險評估表

　　由於被經痛困擾很久，我迫切想知道現在的體質，於是執行 5 分鐘的自我體質評估，誠實的面對自己並回答其相關症狀和問題，發現這個表單其實也挺真實的，當我誠實回答，它就赤裸裸地掃描著我的狀態。最終發現原來我的健康風險包含：腸胃道系統、血液循環和內分泌系統。

　　我瞬間像被戳破的氣球，有點洩氣並擔憂地轉身看向 Brain Mama，「看起來我身體挺差的耶……」

　　「現在知道自己身體的潛在風險並不晚，」Brain Mama 和藹地看向我，拍拍我的肩膀，「這三個系統其實是有連帶關係的。

　　「像妳長時間都有反覆便秘或是拉肚子的現象，或針對某一類食物有敏感反應，這都隱喻著腸道的正常菌叢並不平衡，這不僅間接影響妳對食物營養吸收和儲存的能力，還會影響賀爾蒙平衡。腸道內有一種特定調節雌激素的細菌稱為『estrobolome』，算是一種酶類，會協助代謝過多的雌激素。研究發現這種菌種在平衡的狀態下，能降低乳癌及其他婦科疾病的風險。

　　「再者，當妳熬夜晚睡的時候，妳的第一個生理時

鐘（即 24 小時晝夜節律）就開始跟太陽的起落循環不同調，肝臟就沒辦法好好休息。再加上吃宵夜的壞習慣也會讓食物無法消化完整⋯⋯」

「等一下！」我有點羞愧地打斷 Brain Mama，忽然意識到平常這些看似簡單的生活作息正在破壞自己的身體平衡，「您可以再講得簡單一點嗎？」

Brain Mama 笑容如花，解說道：「其實協調好這三個系統，就能提升子宮能力並維持健康水平喔！

以 24 小時晝夜節律的思路而言，早晨 5-7 點大腸開始蠕動，到了晚上 10:30 左右腸胃道開始受到抑制；而肝臟功能最好修復的時間點是晚上 11 點至隔日清晨 3 點，但如果有吃宵夜後就寢的習慣，消化道蠕動會因為睡眠時生理機制下降而導致食物分解不完全（分解不完整的食物分子即是毒素），透過血液循環流回到肝臟做解毒時還會加重其負擔。」

我舉手表示困惑：「為什麼肝臟會覺得有負擔呢？」

「因為吃宵夜代表妳還沒進入睡眠模式呀！」Brain Mama 點出，「肝臟也就陪著妳不睡覺，而無法進入深沉睡眠，它就無法在該修復的時間點修復。今天

還沒分解完整的毒素，明天再繼續分解，但明天同時又有新的毒素需要進行分解，肝臟壓力必然增加。

　　一日復一日，惡性循環導致肝臟承受過大的壓力，解毒和排毒功能日漸下降，肝臟同樣沒能在最佳狀態下去代謝掉多餘的雌激素，因此會使得體內雌激素過量的機率大幅增加。」

　　「啊！」我震驚道，「雌激素不就是剛剛講到的女性賀爾蒙？這樣賀爾蒙不就開始失衡了嗎？！」

　　「正是。」Brain Mama 繼續，「這樣是不是不難理解這三者的關聯性了？順道一提，在中醫裡肝臟鬱結跟神經系統是有關聯的，肝瘀時心情就易低落，人就容易躁動，肌肉容易緊繃，人也不易放鬆……這也是為什麼多數女性遇到生理期就容易情緒不佳、脾氣暴躁、容易腰痠、甚至淚腺發達。」

　　我愣愣地看著 Brain Mama 一副看好戲的表情，因為這些現象基本上都是我常常會遇到的狀況。看樣子早睡和停止宵夜習慣有利於減少生理痛。

　　「除了自我體質風險評估表，還有其他什麼小工具可以判斷自己身體失衡嗎？」我趕緊提問，目光炯炯，

企圖扭轉 Brain Mama 看戲的局面。

　　Brain Mama 抿嘴一笑，「西醫常用的測量女性基礎體溫 (BBT) 也是一個不錯的小工具喔！」

　　「我知道基礎體溫！但是，如果沒有要備孕，為什麼還需要測量呢？」

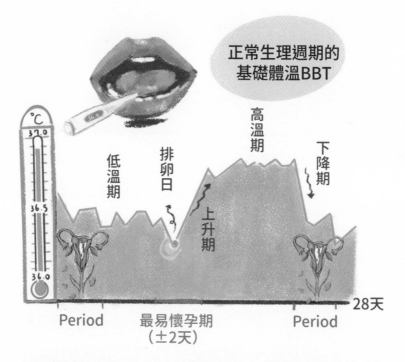

基礎體溫是女性在進行 6-8 小時的睡眠後，在未活動前所測量的體溫，也就是一天當中人體最低體溫。最好的測量時間為早晨 6:00-8:00。

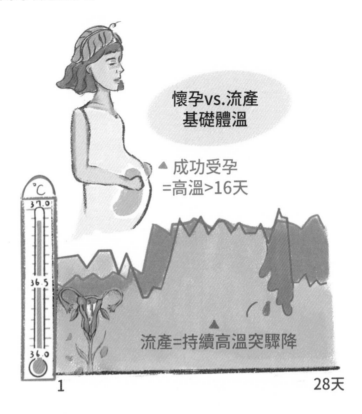

「雖然這個小工具最主要確實用在計算排卵日，為備孕做準備，但是實際上透過體溫高低變化來探討目前賀爾蒙的狀態，以及卵巢功能是否正常工作也是很好的參考。

「最一開始，我們有提到子宮的功能不僅是孕育生命，」Brain Mama 巧妙地提醒，「它也是讓女性維持美麗健康的秘密武器。測量基礎體溫，實則也可以推斷自己是否為『冷底體質』。不管有沒有要懷孕的計畫，

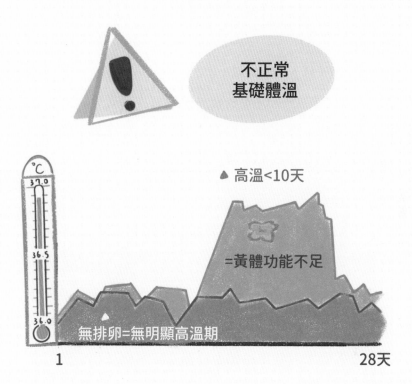

長期『宮寒』，也標示著卵巢和輸卵管功能不佳，以及骨盆腔內血液循環較弱。既然基礎體溫能觀察排卵日期及黃體功能，就能推斷女性激素的週期變化。」

「當然每一位女性狀態不一，是否真的受影響，也是要由專業的醫師評估。不過，能夠事先善用小工具，與子宮對話，更了解自己的身體狀態也並無不好，拿著數據和醫師溝通時，才能更具體調整自己的身體，對吧！」

　　說著說著，Brain Mama 拉著我仰躺在橙色四溢的梨狀空間，感受火焰般流動的氛圍緊抱著我，當我輕輕閉上眼，前所未有的安全感填滿了我因為生理痛帶來的空虛與焦躁感，彷彿喝了一杯溫暖的熱可可，讓人胸口暖呼呼的。

　　不知道過了多久，當我緩緩再張開眼時，暖陽般的空間已經消失，但我並沒有感到徬徨，手裡緊握著 Brain Mama 給我的金鑰匙，我起身直覺地走向遺忘在角落塵封已久的木箱子，裡面竟躺著一本上鎖的筆記本。我不假思索地用金鑰匙打開它，本應該是泛黃的空白頁面裡，浮出了幾行字：

打開女性 HQ 百寶箱

1. 書寫自己月經的樣貌

2. 了解現階段的健康風險

3. 記錄基礎體溫

Brain Mama 真的存在。我似乎忘了經痛，喜悅地笑了。

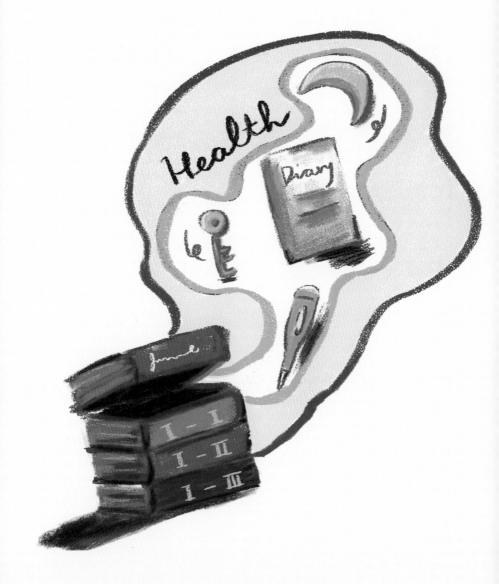

Menstruation Diary

Date

just like the Moon

第二章
生理週期的節奏

養護子宮的know-how

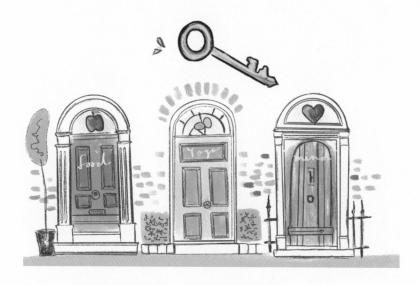

令人心滿意足地，在過去的幾個月中，我拿著 Brain Mama 贈送的金鑰匙打開上鎖的筆記本，以喜悅的心多次紀錄自己的月經狀態與心情，觀察自己的生理變化並增加和子宮對話次數。除此之外，同時盡量記得在月曆上記錄每日的基礎體溫，觀察體溫的變化，似乎也有點察覺自己是否為不易受孕體質。坦白說，本以為

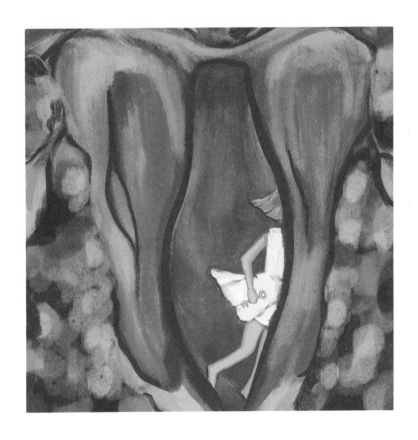

更認識自己會是愉快的過程，實際上卻是有點複雜的沮喪感，也以為自己是以喜悅之心面對，實際上卻頻頻感到心情堵塞。奇怪吧！我有點不能適應這樣的心理衝突。

　　靜心反思，會不會是因為過去的自己不曾正視子宮狀態，甚至每次都覺得「月經來很麻煩」，因此在與她對話的過程中，她好似含淚控訴著我的忽視，流露出諸多我所不了解的情緒。原來，「每個器官都有它們的情緒」這句話是真的。

　　當我逐漸意識到自己身體外在及內在的樣貌時，心底也悄然閃過一股複雜的情緒。我想起指引這一切開始的 Brain Mama……不禁疑惑——認識我很久的 Brain Mama 現在會在哪裡呢？

　　就在我內心既糾結並矛盾時，又過了一個生理期，反覆看著自己書寫的文字，字字句句、裡裡外外都看出自己弱小的「子宮力」。本應該是給女性力量與勇氣來源的地方，卻感到它充滿了悲傷與不悅。我嘆口氣，心尖彷彿被什麼劃過般，忽然一股心酸湧上來，眼底升起一層薄薄的水霧，我好像需要一位「心靈園丁」來安撫

子宮花園。闔上筆記本，用金鑰匙上了鎖，放回木箱子；畢竟是個人隱私，我不想被外人窺探。

斜倚在窗邊，我一手托著下巴，一手把玩起手中的金鑰匙，遠遠凝望氤氳繚繞的窗外，如絲的春雨用輕盈的舞步輕跳在翠綠的葉面上，淅瀝的聲響傳進耳裡，我愣愣地出神……

不知過了多久，說也奇怪，在山巒雲霧繚繞的遠方竟挾著一股神祕的寧靜，裡頭有一縷嫩綠色的柔和光點一閃一閃。

大地在春雨的沐浴下甦醒，一陣微風吹來，彷彿撫摸過小草們的腦袋，眼睛眨呀眨呀慢慢打開；而當微風輕撫過我的臉龐時，也不知道是不是賀爾蒙的傑作，原本迷迷糊糊的大腦瞬間被這樣新奇的景象捕捉，我抬眸，瞪大雙眼好奇起來。時間好像靜止了，當我再眨眼時，出現在我眼前的竟然是圍著綠意絲巾的 Brain Mama ！

「嗨，Ashlyn ！」她那雙水亮又烏黑的眼瞳藏著笑意，動作輕柔地走向我，神采奕奕的打著招呼。

風，持續輕柔地吹著，透著一股久違的熟悉。

「Brain Mama ！」我聲音充滿雀躍，隔著窗，盯著皮膚細緻的 Brain Mama。我轉身，三步併成兩步地跑到外面迎接她。

「孩子，最近好嗎？」語氣輕鬆，簡單的問候像極了一片輕飄飄的羽毛，輕輕地飛進我和子宮對話後的沉重心房裡。

「嗯！我有認真跟子宮聊天喔……」我像是一隻搖尾巴討拍的小狗，期待得到 Brain Mama 的肯定與讚美，但沒兩秒，又像洩了氣的皮球，吞吞吐吐地說道，「啊……其實我遇到了一個難題。」

「願聞其詳。」她牽起我的手。

空氣中充滿了淡淡的清新青草味。

我將自己在過去幾個月中認真和自己的子宮交流後所遇到的困惑、糾結、衝突以及不適，如實地分享給 Brain Mama，期待她如燈塔再給我一些方向。既然一開始是 Brain Mama 引導我進入這趟旅程，應該由她解決我的苦惱，我私心這麼認為。

Brain Mama 眨了眨黑色羽絨般幽長的睫毛，似乎很理解我所遇到的情緒波折。

「孩子，」她說，「記得上次我們相見時提到『每位成熟女性每一個月都經歷著女性獨有的春夏秋冬循環』嗎？」

我微微點頭。

「女性賀爾蒙變化的四個階段，」Brain Mama 慈祥地向我解釋，「好似一首譜著從插秧到收割旋律的樂曲，在每一個階段都有它的獨特律動。一首好聽的生理週期旋律需要不同的演奏者合奏完成；每個音調有高有低、有強有弱、有快有緩。若是演奏者能合作無間，自然能譜出優美動人的曲調；反之，演奏者如果互相不協調，那旋律肯定會大亂。」

「喔？聽起來很像一首小提琴協奏曲……『四季』？」

「呵呵，」Brain Mama 銀鈴般的嗓音傳來，「很不錯的聯想。春天快板輕巧、夏天急板有力、秋天柔板輕快、冬天緩板穩沉。」

「那我怎麼知道自己的生理週期旋律是否協調流暢呢？」我脫口而出。

「生理期如果不痛不就是協調？」

「啊，確實有道理！」我頓時感到有點不好意思，「那如果不協調的話，要如何讓它協調一點呢？」

「孩子，真是個好問題。」與此同時，Brain Mama 從口袋拿出了一把銀亮的鑰匙，「這是一把通往不經痛人生的萬用銀鑰匙，它能開啟三扇呵護女性健康的大門。藉由每個階段獨特的飲食選擇、瑜伽練習和心靈滋養，不但能有效讓我們容光煥發，還能讓賀爾蒙維持最佳水準，並幫助心情平衡喔！」

「怎麼說呢？」

「所謂『天人相應』，」Brain Mama 轉眸含笑，「透露著宇宙或自然界和人類之間存在著緊密連結。有聽過『氣場』吧？」

「是指類似像有些藝人氣勢強大，散發出自信與魅力，令人忍不住多看幾眼的感覺嗎？」我屏氣凝神，歪著頭問道。

「類似，」Brain Mama 接著說，「有透過望遠鏡看過天文就能感受到宇宙自帶一股龐大的震撼能量場，彷彿一本無法完全解讀又很引人入勝的巨大書卷，使人讚嘆其奧祕和未知，這種看不見、深不可測的感覺散發

出來的就是氣場^{Aura}。

　　而我們每一個人都是宇宙的一部分，因此也帶著某一種能量場^{Energy Field}。每個個體的狀態就是當下小小能量場聚集後的體現。」

　　「聽起來很抽象，能再簡單一點嗎？」我央求道。

　　「以現代思維來解釋，氣場很像 Wi-Fi，一種無形的信號場域，一種不斷流動的能量，連接我們與各種訊號。當 Wi-Fi 訊號覆蓋範圍大時，所接收的訊號就會多元；反之，則訊號不足或不穩。」Brain Mama 抬眸繼續道：

　　「以人體健康比喻來說，為什麼有些人體弱多病？這是因為生活方式、工作型態、飲食選擇等等在無意之中耗損太多內在資源，導致能量場域範圍受限，陰陽不調，精氣神不足以支撐或供給各內臟器官使其工作，因此整體表現出病懨懨的樣子。而透過銀鑰匙的指引，能有效從內而外強化女性健康能量場域的範圍，使其接收更多訊息以啟動我們與生俱來的修復能力。好比走進大自然一般，接收森林中的芬多精，使人感到放鬆。」

　　「聽起來很玄……」我奮力地回想 Brain Mama

在幾個月前所講的女性獨特節律：像春暖播種的濾泡期（又稱黃金期）、如夏天火熱般旺盛的排卵期（又稱高峰期）、春去秋來增添幾分悲傷的黃體期（又稱安定期）、以及進入低谷冬天的月經期（又稱安靜期）。

「我生理期剛過呢！那現在是不是冬去春來，我應該是在⋯⋯」我歪著頭說到，「嗯！是需要播種的濾泡期！」

Brain Mama 眨眨蘊含靈氣的雙眸，爽朗地笑道，「挺用心的！那我們一起來瞧瞧濾泡期有著什麼神祕的魔法吧！」

2-1

春天：濾泡期（黃金期）

FOOD

於是我們奏起了生理週期的節律，來到第一樂章，春暖花開的濾泡期，四周環繞著舒適宜人的氛圍。花兒凝著露珠，顏色明亮多彩；草兒在暖陽的照耀下，好似鑲了一圈金邊。眾鳥歡唱，溪流低語，一切有著蓬勃的生機。

和風輕撫，樹葉起舞落下，Brain Mama 拉著我走向一旁的大樹下坐下，溫和地說：「對於子宮而言，濾泡期是萬物開始更新之際，就如同妳眼前春回大地的景色。妳可以想像什麼樣的食物或營養能幫助自己子宮土壤『更新』嗎？」

「嗯……」我遲疑了一下，「土壤更新需要翻土的鏟子……需要新鮮的種子……可能也需要澆水灌溉……」

「太棒了！這些都是對的方向！」Brain Mama 愉悅地附和。

「冬去春來之際，先前提到黃體素保持在低點，而

雌激素會從濃度較低處開始逐漸增加，FSH 被腦下垂體喚醒，準備引誘成熟的卵子釋放出來。因此，**在這個階段的飲食目標，要補充不能過度且有效支援雌激素增加的食物，輔助新陳代謝，以穩固賀爾蒙平衡**。妳所提到的鏟子和種子轉化成生理概念就是：養肝和養腸。至於灌溉，當然就是水分要足夠囉！」

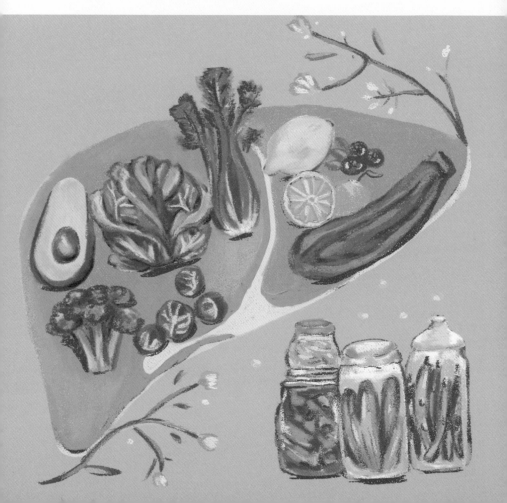

「多喝水很好理解，很多專家都呼籲足夠的水分可以幫助人體排除毒素與廢物，調節體溫，甚至降低血液濃稠度。但，養肝？養腸？」我驚呼，沒想到有這樣的連結。

「這是一個記載在古老身體裡『春天養肝』的理論呢！春天是肝臟旺盛期，當肝臟在此時能被保護好的狀態下，過多堆積的雌激素就能被順利代謝出體外，進而降低子宮組織不正常的增生風險、提升皮膚光澤度，和減少憂慮或情緒低落等風險。」

「聽起來像是中醫的概念？」對於中醫底蘊，我很感興趣。

「確實是呢！」Brain Mama 順口接著說，「如同先前提到，自古認為，人體的生理活動與大自然界有著密切的關係。將傳統的養生原則結合現代營養學，就能事半功倍的改善賀爾蒙的狀態。」

「除了最近常聽到的薑黃可以保肝之外，還有什麼其他食物可以提升肝臟功能呢？」我追問道。

Brain Mama 眼底似乎蘊著星辰，簡明扼要地說道，「綠菜葉類的朝鮮薊、羽衣甘藍、十字花科的食物

都有助於促進肝臟『排毒』，就像翻土過後一樣，讓肝臟有更多氧氣或營養注入。還有一些具有植物性雌激素類型的食物也參與並強化雌激素代謝力，例如五味子、亞麻仁籽和南瓜籽。其他還包括黃豆和其製品、毛豆、皇帝豆、糙米、莓果類等都有助於調節雌激素的穩定。」

「不過，」Brain Mama 認真地提醒，「最重要的是需注意自己目前雌激素多寡，是該補還是該排，可以先諮詢專業人士。」

我頷首同意，「所謂的『養腸』，在這個時期又有什麼連帶關係呢？」

「還記得一種特別的酶類稱『estrobolome』嗎？」Brain Mama 提示著，「它猶如一把小刀，會把過多的雌激素切更小、剁更碎，協助小分子的雌激素適當地代謝完全。另外，既然濾泡期相當於播種的感覺，多補充友善益菌以及多吃發酵類的食物都能有助於酶類生長，例如，泡菜、豆腐乳、味噌、酸黃瓜和醃製橄欖等等都是不錯的選擇。」

「聽起來很像將種籽種入並施肥讓土壤肥沃的樣子呢！」

　　「比喻得真好！」Brain Mama 看上去挺喜歡這個比喻，接著又善意提醒，「對於腸胃道而言，種籽就是友善益菌。如果平常已經有在補充**友善益菌**，比方說幫助維持腸胃道環境及提升免疫功能的乳酸菌和雙岐桿菌，濾泡時期就可以在睡前多加一份。

　　「若要促進益菌生長，還可以再加入**益生元**，例如大麥若

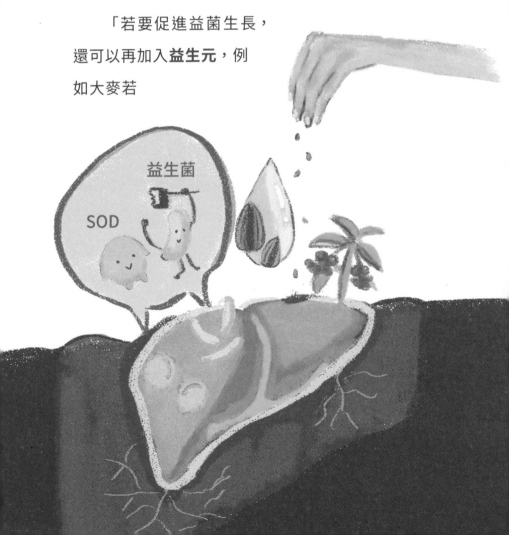

葉、糙米和香蕉等。不但能讓好菌繁殖更好，還可以抑制有害菌叢攻擊，降低炎症反應。」

以往的我覺得有吃食物就好，沒想到不同階段若能額外補充有益的營養元素還能改進健康存摺。我放下舊有的偏差思維並接納起新的資訊，想像著消化系統正被滋養著。

「但為什麼濾泡期又稱為黃金期呢？」好奇心促使我進一步發問。

「春天是『排毒和代謝』的關鍵時期，若能在這階段提升肝臟功能，就能在進入下個階段時加速人體的新陳代謝。」Brain Mama 眼神微微發亮地訴說，「因為受雌激素濃度升高的影響，新陳代謝能力緩慢進行的同時，食慾會受到抑制。這時候適當控制熱量攝取 (例如，計算自己的 TDEE)，並積極的採取 3R 中的 RESET 腸胃道淨化飲食法，就能讓體重有效率的下降，這也是為什麼濾泡期又是瘦身的黃金期喔！」

「什麼是 TDEE ？」我改掉以往的急躁，等待 Brain Mama 進一步的說明。

白袍加身的 Brain Mama 指出，「TDEE 是現在很

流行的體重管理方法之一，全名為 Total Daily Energy Expenditure，意為個體**每日總熱量的消耗**。TDEE 雖然不是完美的，但是搭配生理週期，能讓許多體重管理失敗的女性找到**客製化的**調理方式，經濟實惠且不需要用節食來懲罰自己喔！」

一聽到不需要節食的減重方式，我眼睛頓時煥發出光采，轉眸問道，「喔！親愛的 Brain Mama，能再詳細說明嗎？」畢竟近期盛行的 168 斷食法不太適合曾經有胃潰瘍的我；也曾聽朋友說過，她是屬於越阻止越想吃的人，對她而言，斷食法就是令人情緒更暴躁的減重法。

「有聽過『熱量赤字』嗎？」

「好像有聽過？但不太確定它代表什麼。」我懵懵懂懂地回覆。

「這是健康減重的核心觀念，意是指一天消耗的熱量大於攝取的熱量。當『(每日消耗熱量 - 每日進食熱量)x 天數 >7700 大卡』時，就能相對有效的避免 weight regain(復胖)，讓體重維持在相對健康範圍內。」Brain Mama 熱情地解說。

　　「搭配濾泡期時保護肝臟及重整腸道的優勢，這時若能在濾泡期分成兩個階段的飲食法調整，就能更有效率地啟動子宮卵巢的功能，讓自己更輕盈。」

　　「可是我是外食族耶，常常都在便利商店解決。」我不由的嘀咕，「有什麼比較簡單的方式可以讓我更加順利把握濾泡期呢？」

　　「便利商店最棒的地方就是有標示熱量，這幫消費者解決不少麻煩呢！因此若能選對食物組合的基本原則，就能夠輕鬆執行濾泡期飲食方法。當然如果妳不知道如何更簡單的開始，飲食上也可以從吃六到七分飽做起。」

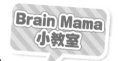

把握濾泡期瘦身小撇步

	第一階段 (濾泡期頭三天)	第二階段 (第四天-排卵期前)	備註
濾泡期 兩階段 飲食法調整	以RESET腸胃道淨化代替三餐：優質營養餐或分離式(植物)蛋白粉+纖維素+無糖豆漿	三餐以大量燙青菜/生菜+好油為主，加入一塊掌心大雞胸肉或兩顆水煮蛋。晚餐無澱粉，或選擇抗性澱粉(Resistant Starch，類似膳食纖維，具有飽足感但又不易被小腸吸收，因此不易影響血糖波動)。	少鹽少油、戒糖、少澱粉、少水果、水量充足、營養素充足。

註：
3R理論在體重管理分成三階段：RESET腸胃道淨化、REBUILD消化道重建、REFRESH啟動再更新。
適合想在某特定時間內達到某一階段瘦身目標時所使用的方法。

喝水時間表 每日飲水量至少為：體重x33-40（例：50kgx40=2000cc/day）

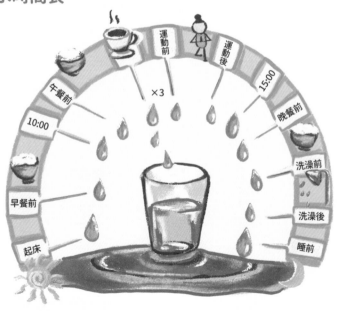

YOGA & MIND

聊著聊著，不知不覺夕陽西下，閃亮的光芒彷彿將大地萬物披上了一件單薄的金裝，甚是好看。我想起 Brain Mama 建議瑜伽的練習。

「為什麼選擇瑜伽練習作為改善生理週期的方法呢？」我不解地詢問。

「這問題挺好。」Brain Mama 似乎越來越喜歡我的發問，頻頻會心地點頭，「瑜伽是一種古老的身心靈合一的練習，與宗教無關，它結合呼吸節奏、正念冥想、體式練習和三脈七輪等多種元素，促進練習者達到從外到裡（或從裡到外）的健康平衡。」

「瑜伽是一門很深的學問，暫且不深究。」Brain Mama 試著用簡單文字表達，醞釀組織著語言，「但瑜伽真是促進女性生理週期健康的福音！舉例來說，瑜伽練習中的骨盆正位，不僅能幫助矯正歪斜的身體結構，更能加速血液循環，攜帶氧氣和營養回到腹腔內，滋養子宮與卵巢。」

「喔？」聽到能夠滋養婦科器官，我瞬間精神百倍，心裡默想，我的經前症候群 (Premenstrual

Syndrome，簡稱 PMS) 有救啦！

　　「在濾泡期內有一些動作可以幫助調節賀爾蒙及提升卵巢機能。既然它是一個除舊佈新的時候，初期的**運動目標是流動感的，可以加入一些滾動的動作和倒骨盆的動作**，將子宮皺褶處內可能卡有的異物或殘血透過動作帶出。後期則是漸進式地加入有氧運動，促進新陳代謝，以個人微喘為目標即可。要注意的是，若是本身賀爾蒙已有失調的人，需拿捏運動時間的長短，以免造成壓力過大，身體為求平衡法則會自然啟動脂肪儲存機制。」在 Brain Mama 繼續解釋的同時，她牽起我的手，站了起來，

　　「除此之外，促進濾泡生成是需要正常的卵巢機能。加入一些腿部的按摩動作連貫在瑜伽體式中，就能促進氣血循環，協助卵巢正常工作。不妨我們一起來動一動，體驗一下？」

重點目標

1. 練習倒骨盆和有氧運動加速新陳代謝效率；
2. 活化骨盆柔軟度促進骨盆內的血液循環；
3. 局部按摩加速氧氣和養分送至婦科器官。

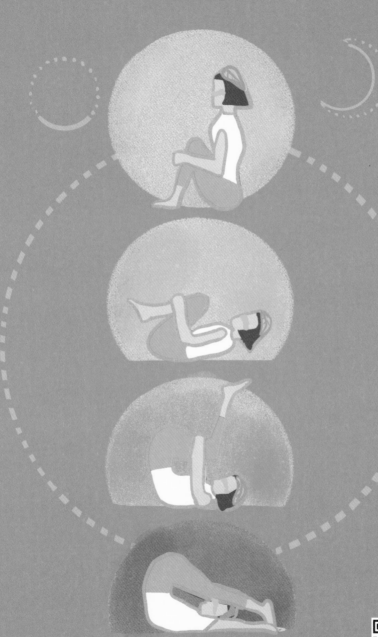

瑜伽體式串聯

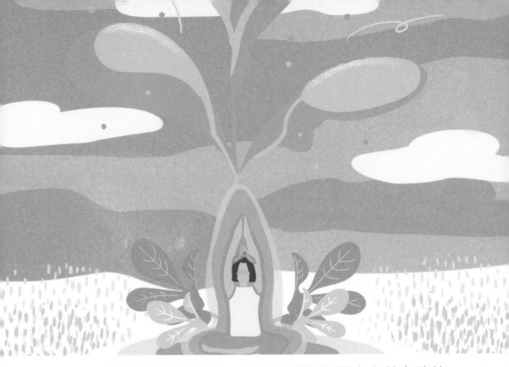

濾泡期的心靈滋養：猶如氣球慢慢撐大在藍空隨著雲朵彈跳充滿活力。

練習步驟

①任何一種舒服的坐姿，閉上雙眼，脊柱打直，肚臍微收，將雙手合十，大拇指頂住眉心。

②將專注放在百會穴的位置（頭頂正中央），想像有金色的噴泉從頂輪湧出，同時將合十的雙手高舉至天空，再向兩側畫圈打開，掌心朝上（代表接納）。

③重複這個動作，吸吐之間，感受自己內在的智慧與無數個「金點子」湧現出來。

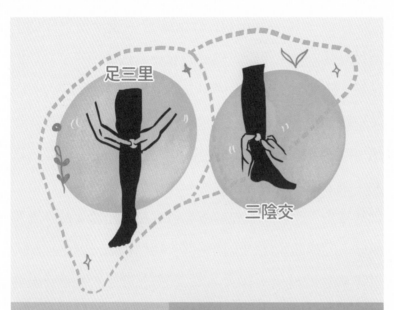

足三里
位在膝蓋凹陷處往下四指處。
有助於調和氣血循環，強化消
化系統，預防經期不調。

三陰交
位在腳踝骨內側往上四指處。調節賀爾蒙
平衡，促進血液循環，有益於降低經痛。
具有補脾、養肝、強腎等三大功能。

TIP

剛開始練習可以從 50 下呼吸開始（吸吐算 1 下），

觀察自記呼吸的節奏，不用改變任何速度，當自己進入

狀態時，身體會告訴自己，什麼時候該快、什麼時候該

慢。如果有雜念進入大腦很正常，當雜念出現時，去**正**

視雜念並默念三次：雜念、雜念、雜念。妳會發現雜念

來得快，也離開得快。

在與 Brain Mama 的瑜伽練習中夜幕悄悄降臨，新月升起，銀鉤掛天，微弱的光芒為夜晚帶來一絲新的希望，天邊繁星也在一旁爭先恐後地閃爍著。

香汗淋漓，久沒運動的我微喘著氣，感到舒暢無比。凝神看向一旁 Brain Mama 光鮮俏麗的側顏，增添了幾分說不出的高雅感。一陣夜風緩緩吹來，輕掀起她的裙角，也撫平我先前書寫月經日記所產生的焦躁與糾結。回想起剛剛的瑜伽路徑，特別喜歡一開始冥想時引導春意的感覺，與大自然交融的同時，不斷冒出的「金點子」讓我感到內在的智慧被喚起，靈感爆棚。

「還好嗎？」Brain Mama 淺淺的笑意打斷了靜默。

回過神來，也許剛剛瑜伽練習洗滌了我的心靈也磨平了我的沮喪，我難得溫婉回應道：「挺好的！進入冥想時，我彷彿能感受到自己是宇宙的一部份，所有的困難受到大宇宙的指引般能迎刃而解。」

Brain Mama 遞過來一杯水給我，說道，「由於大腦內的雌激素濃度在這階段會逐漸上升，刺激思想活躍，濾泡期是個『NEW START』，妳會更容易接納新的計畫和調整，讓妳容光煥發、精力充沛！」

　　我接過水杯，一飲而盡，回想著 Brain Mama 分享的便利商店攻略，心裡想著，這時候如果去超商買兩顆茶葉蛋或是燕麥棒吃，再搭配喝杯杏仁奶加莓果燕麥片，好像是不錯的晚餐選擇。

　　新月悄然無聲地探出頭來，淡淡的銀光灑下，將窗台披上一件薄紗，春雨後的夜晚格外的寧靜。和 Brain Mama 聊完後，我內心的烏雲逐漸散去，有一種猶如重獲愛情般翩翩飛舞的心情，有悸動，有美好。

2-2

夏天：排卵期（高峰期）

FOOD

養成習慣盡量每日量測早晨體溫，已潛移默化地成為我的日常，今日來到相對高溫的 36.8 度，讓我莫名感到興奮。是的，我進入生理週期的高峰，也知道和我約好踏上生理週期節律的 Brain Mama 即將現身，引領我進入下一個階段——排卵期。

我坐在窗邊，豔陽金燦燦地灑下，將窗外綠翠如茵的草坪點綴得美麗，無數金色光點似小仙女般在夏堇花上跳躍著，讓人感到青春洋溢，如此花開宜人的場景絕對會讓人忍不住多看幾眼。

就在我眼睛隨著跳躍的金色光點移動時，忽然間看見一株與眾不同的粉紅嬌俏的大朵花兒，飄逸靈動，絢麗綻放。我瞅了她一會兒，掩不住笑意地起身往外奔去……

「Brain Mama ！」我叫喚著她，聲音帶著一絲盼望。

大朵花兒正是 Brain Mama 頭上花樣般的浴帽，

她側顏精美，眼光閃爍，性感豔紅的嘴脣正反射出盛夏時女性所隱藏的獨特魅力與吸引力，盤坐在綠地與花叢間的她，格外亮眼。

「孩子，妳認出我來啦！」她轉頭看向我，眉眼彎彎，輕拍著旁邊空位，「過來坐坐，感受一下。」

我傾身坐下，再次看向眼前的夏菫花。在 Brain Mama 裙襬旁，她們花姿飄逸輕柔，嬌小可人地簇擁在一起，在綠意中增添一抹亮眼的粉紫與粉紅色；而獨特的淡淡香氣撲鼻而來，芬芳馥郁，令人陶醉其中。

不知過了多久，Brain Mama 率先出聲打破了寧靜，「回到生理週期節律，我們進入第二樂章，來到了生機勃勃的盛夏……」

「是呢！我今天體溫來到高峰！」我洋洋得意地展現自己認真的紀錄。

「對於子宮而言，如同盛夏般的排卵期是繼土壤更新後讓子宮進入『土壤肥沃』階段，這時候女性賀爾蒙劇烈波動，LH 大幅攀升，誘使子宮內膜增厚、子宮頸黏液增加、卵子成熟正準備釋出呢！猶如妳眼前這片盛夏花朵繽紛的景觀，這是一個綻放女性光芒的巔峰時

刻。」

「喔？」也許是排卵期在作用，我思路變得敏捷，探究般的雙眼閃爍著求知慾，「在濾泡期讓土壤更新的時候有提到益生元是可以幫助友善益菌長多一點的小幫手，那在排卵期有什麼樣的食物或營養能輔助土壤肥沃呢？」

「看來妳已經開始在女性 HQ 裡播下通往不經痛人生的種子了，真好！」Brain Mama 帶點俏皮的笑聲回應著。

「展現女性魅力的雌激素濃度在這個階段會來到高峰，體溫也會偏高，這時候的**飲食目標應以能降低過量雌激素累積，以及幫助身體散熱為主，而選擇優質的營養也是關鍵。**」

「身體散熱！」我捕捉到關鍵字，敏銳地提問，「那這個階段是不是可以吃點冰涼的啊？盛夏就是要吃冰喝冷飲降溫啊！」內心覺得自己應該問出不少女性的心聲。

「確實可以，BUT，」Brain Mama 狡黠地停頓了一下，「還是要評估個人體質，因人而異。」

「There's always a『BUT』！」我聳聳肩，不禁低聲嘀咕。

Brain Mama 沒有特別理會我的反應，輕快地接著說，「容易經前水腫和體內濕寒的體質就不建議吃冰喝冷飲；反之，體質易燥熱者，就可以在這階段來點冰涼消暑的東西降降溫。

「不過以中醫角度而言，『夏天養心』的理論是建議在這個時節能專注滋養心臟功能。由於夏天炙熱，心火易旺，通常在這時節就容易燥熱躁動，心煩意亂。心

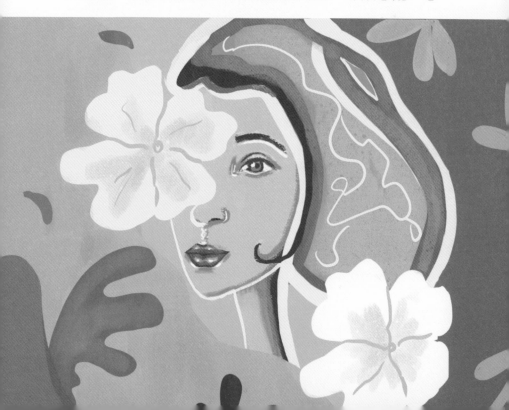

臟是控制血液循環流動的 PUMP^{幫浦}，若能加以調節就有利於進入秋冬之際不畏寒冷，我們進入黃體期及生理期時就能少受點罪兒。

「但過量的冰品或冷飲會讓肌肉和血管在短時間內產生熱脹冷縮的物理現象，導致血液循環流動速度減緩，等到下個階段時，妳就會面臨水腫、脹乳、偏頭痛等多種經前症候群的不適。」

「養心的食物有什麼選擇呢？」聽到可以減緩經前症候群及生理痛之苦，我特別想知道這階段的調理。思忖一會兒，「我想起小時候暑假回鄉下，阿嬤都會煮蓮子薏仁白木耳給我們當點心吃呢！」

「老一輩的智慧暗藏在生活中，」Brain Mama 優美地挑挑眉，「蓮子養心降火、薏仁消除水腫，白木耳的膳食纖維還能幫助穩定血糖，真是一舉數得！

「除此之外，一般我們對於心臟的認知是什麼顏色呢？」

「紅色！」我不假思索地回答。

「正是，」Brain Mama 抿著她炙熱的紅脣，開心地繼續闡述，「妳可以想到的紅色原型食物都是在排卵

期能添加進來的，例如：覆盆莓、紅椒、紅蕃茄、紅蘿蔔、紅豆和紅蘋果等等。

「排卵期想要維持卵巢的健康，可以來點清淡的飲食選擇來增進卵子的品質。一盤美味的溫食沙拉能幫助減少雌激素堆積，提升抗氧化能力，例如：甜菜根、蕃茄、萵苣生菜、小黃瓜、川燙紅葉莧菜、川燙秋葵、冷

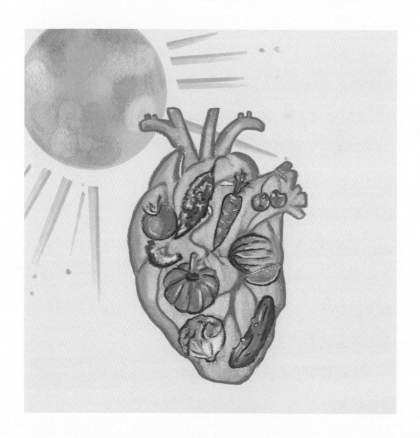

紅番薯，再加點煮熟黎麥，放上切片紅蘋果、芭樂、香蕉，淋上清爽的油醋醬，最後撒上覆盆莓或是蔓越莓。」

Brain Mama 繪聲繪影地描述可口的沙拉拼盤，觸動著我的味蕾，使得燥熱的我不禁想來點可以降火的食物。

「可是，」我歪著頭，似乎想起什麼，「這時候的我常常不太覺得餓，而且有時候會有一種下腹脹痛的感覺，乳房偶爾也會刺痛，也會莫名地有一種想要『向外』發洩的慾望呢！」

Brain Mama 摸摸她花朵般嬌紅的浴帽，和藹地說：「這都是進入排卵期身體正常的變化。因為調節性慾的雌激素和睪丸素來到高峰，這時候的妳格外性感，像花兒一樣會有種想要往外綻放的感覺。

「以繁衍後代來說，這階段的成熟女性會想求愛多過於覓食，身體自然會散發出一種迷人的香氣喔！這種特殊的氣味對於敏銳的男性來說，有某種誘人的吸引力呢！甚至比香水來得自然也好聞。」

臉頰頓時浮現一抹嬌羞的我，看向 Brain Mama，好奇地問：「該……該不會我不吃就飽吧？」

「雖然這時候的妳會暫時失去一些食慾，但是如果沒有生育計畫的話，不妨把這種想要外放的精力轉嫁到運動上吧？」Brain Mama 提議，「這不僅能讓妳在高峰期燃燒能量，滿足高漲的慾望，甚至能達到體重管理的效果唷！」

YOGA & MIND

微風輕輕地吹過，好似撥弄著夏堇花；雲絮在空中慢移，宛如絲緞般輕盈。陽光穿過雲層間隙，為土壤披上溫暖的毯子，而濕熱肥沃的土壤，散發一股特殊的生命氣息。

這種特殊氣息讓我想起 Brain Mama 剛剛提到女性魅力的氣味。的確，不可能每個月都需要懷寶寶（如果是，這樣很嚇人），想要向外釋放的我不禁問：「延續上次的瑜伽體式建議，排卵期會有什麼體式變化呢？」

「在排卵期時，血糖在穩定的狀態下，精力充沛是常態。這時候的**運動目標是燃燒脂肪，因此做一些力量大的動作和強度高一點的運動，例如：訓練核心及肌力鍛鍊都是不錯的選擇**。由於這時候胃口較小，不刻意

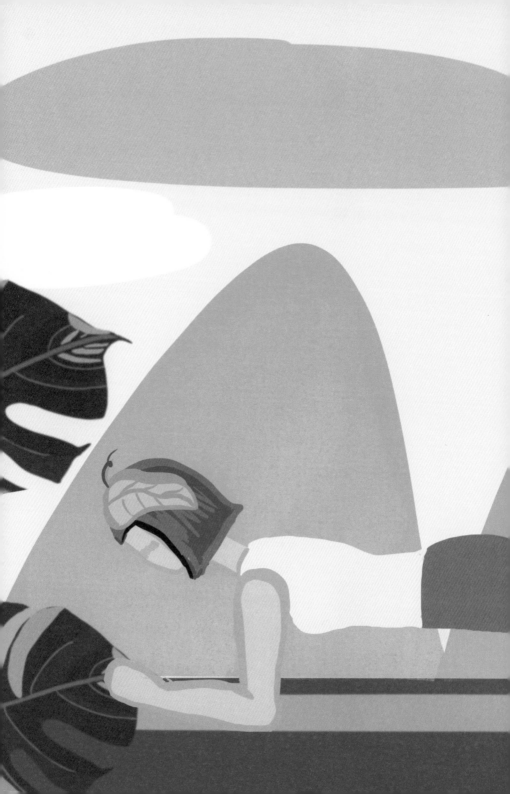

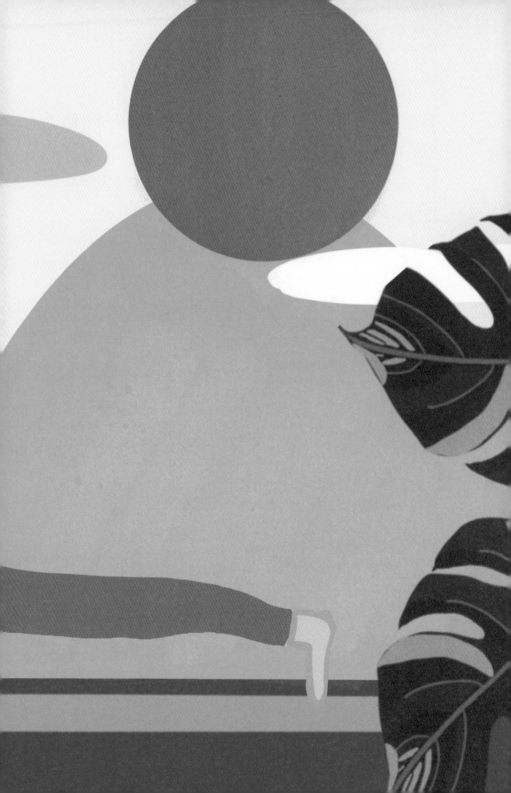

節食就能保持好身材，需把握現在！」Brain Mama 優雅的軀體裡似乎裝著一個俏皮的靈魂，「因為這階段的妳，身體將碳水化合物轉換為燃料的效率會相當高，甚至當你運動完也不會覺得累呢。」

排卵期的我似乎掌握了女王般的自信與主動權，這次反而是我格外起勁地向 Brain Mama 提出邀約，請她帶領我感受一下賀爾蒙在高峰狀態下所帶來事半功倍的瑜伽練習。

於是我們將心遠離喧囂與嘈雜，在樹蔭下做起了排卵期瑜伽，亮麗的夏堇花一旁隨風舞動，別緻嫵媚。

重點目標

1. 核心與肌力鍛鍊，增加精實肌肉線條；

2. 增加體式強度，加速心肺功能及燃燒脂肪；

3. 局部按摩加速淋巴循環，幫助順利分泌賀爾蒙。

太衝穴	內庭穴	行間穴	湧泉穴	曲池穴
位在大拇指腳趾頭上約二指之凹陷處。活化足部循環，疏理肝氣。	位在二、三根腳趾頭中間處。加強下肢末梢毛細血管循環，緩解腳背腫脹，預防經痛。	位在大拇指與二指處。解肝鬱行氣血，調節月經。	位於腳底板人字紋路凹處。降低水腫，改善腿部緊繃肌肉群，減少疲累感。	位於肘彎外側凹陷處。增強免疫系統，血管清道夫，降低經期血塊淤積風險。

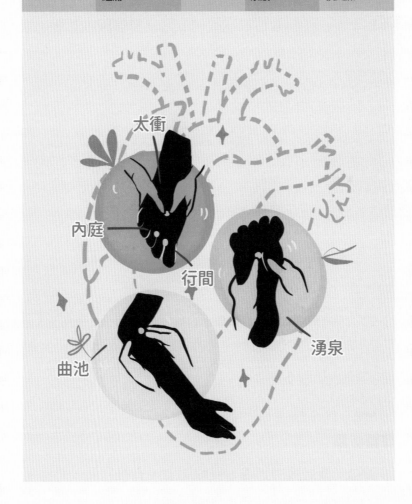

太衝

內庭

行間

湧泉

曲池

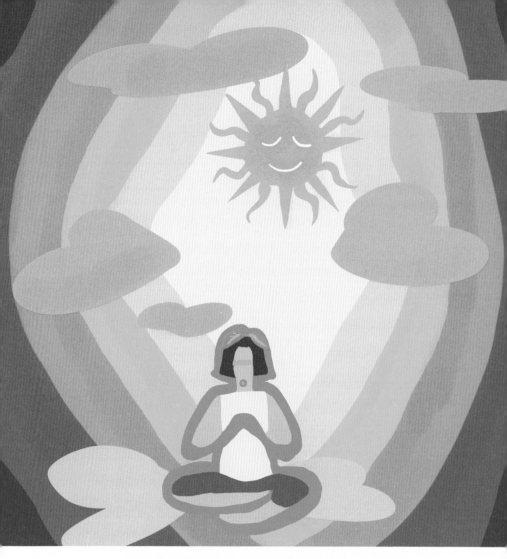

　　排卵期的心靈滋養：猶如曬完被子後陽光香氣四

溢，打從心底微笑。

練習步驟

①任何一種舒服的坐姿，雙眼閉上，脊柱打直，將左手

掌放於胸口心輪的地方，右手掌交疊於左手掌上方。

②將專注力放在胸口，感覺呼吸的氣流經過喉嚨（喉輪），並感受自己嘴角無限上揚微笑。

③將上揚的燦爛微笑與心輪結合，深深感受這份愛與慈悲、滿足與喜悅。

瑜伽體式串聯

　　我在爆汗後進入深度的休息，調息時格外感到放鬆，再次張開雙眼時，上弦月已悄然升起，宛如一位婀娜多姿的舞者以靈動的曲線在天際輕舞飛揚。她在黃昏時分與夕陽的霞光交相輝映，帶給人一種視覺上獨特的美感。

　　印象中傳統瑜伽都是舒緩放鬆的，沒想到加入肌力練習後，汗水竟能從毛細孔中湧出如泉，沁透了肌膚。我將雙手放在肚皮上，本以為自己肯定會感到飢餓和疲累，沒想到賀爾蒙不但抑制了我的口腹之慾，還讓我能量飽滿。我雙脣向外張開，流露出自己都沒察覺到的

BIG SMILE。

Brain Mama 轉頭看向我，遞來一杯水，笑著說：「體驗了排卵期的強度瑜伽提升脂肪燃燒的效率，是不是讓妳不感到肚子餓呢？不僅如此，運動後的『後燃效應』還能持續消耗妳的熱量呢！」

我起身接過水，一飲而盡，「什麼是『後燃效應』？」

「簡單來說，在運動結束後，身體的肌肉和心肺要再次恢復平衡前，所額外燃燒的代謝廢物和卡路里！」

「聽起來很棒！」

「這時候如果能來一杯蔬果汁，加速身體廢物的排出，就更好了！」

我眨眨眼，似乎感受到不節食也能歡喜瘦的好辦法。

夏夜的微風輕輕地吹過，撥弄著窗外的夏堇花，在皎潔的月光下，靜謐且美好。原來暗藏在宇宙的智慧會引導女性找到調整自己健康能量團的適合時機點，賀爾蒙不是越多越好，或是越少越糟，而是平衡才是自然法則。仔細傾聽自己內在的聲音能跳出過往的思維框架，讓自己不再被一些失敗的節食法或是無效的鍛鍊束縛。

2-3

秋天：黃體期（安定期）

FOOD

看似純淨澄澈的藍天，卻籠罩著淡灰色的霧氣，一切顯得朦朧而弔詭。我微瞇著雙眸，呆望著這層霧氣，心情異常焦慮，心臟像被繃緊的琴弦般拉扯著，譜出幾個不和諧的音符。耳邊傳來秒針滴答滴答的聲音，都令人覺得刺耳且反感。有著骨裂舊傷的骨盆腔也不合時宜地隱隱痠痛起來，讓我感到如芒刺在背，坐立難安。生理週期第三樂章悄聲而來……

這一天，我看了一篇小故事，試圖將這份不安定的感覺拋下。

一對母女走在街上，忽然看到了一個丟棄在地上的紙盒，於是母親轉身問女兒。

「妳知道這個紙盒原本是用在哪裡的嗎？」

「應該本來是放乳製品的東西，像起司或牛奶。」

「妳怎麼知道的呢？」

「紙盒內有股發酸發臭的乳製味道。」

過陣子經過一個攤販，忽然看到一個鑲有一片金紅色楓葉的空玻璃瓶任意放在桌面，母親隨手拿起遞給女兒。

「妳知道這空瓶子本來是裝什麼的嗎？」

「大概是薄荷葉或薄荷精油吧。」

「妳怎麼知道的呢？」

「空瓶子上留有淡淡的薄荷香氣。」

我歪著頭，難以理解地思考其中的涵義，雙眼從故事中的幾行文字看向霧氣漸漸散去的窗外，忽然在不遠處一波一浪即將要收成的金色稻田間，發現一雙墨綠色的深邃眼眸正望向我，她深鎖的眉間充滿著關切的目光。

「Brain Mama ！」我一如既往地驚呼，起身拖著水腫笨重的雙腳相迎，Brain Mama 側身進屋，來到桌前。

「孩子，」Brain Mama 眉心輕擰，語氣中帶點淡淡的責備，「自我們上次分開後，妳都幾點睡覺呢？」

空氣間瞬間結上一層薄薄的冰霜。

「呃……」Brain Mama 問得突然，我頓時有點語塞。

她輕輕地搖搖頭，將我轉瞬即逝的表情盡收眼底。她瞥一眼放在桌上的小故事，繼續說道，「即使是用過的器皿，也會留有原本使用過的痕跡。放過乳製類的紙盒，發酵發酸味滲入其中，即使過了好幾天也仍有不好的氣味；而裝過薄荷的空瓶子，也依然留著淡香，讓人知道它本來用途。」

「所以呢？」我有點不能適應突如其來的說教。

「我們現在所感受的一切，決定在多個昨日的習慣上。」Brain Mama 收起了嚴肅，換上她一貫的清脆悅耳。

「人的身體在一些日常習慣長年累月後，如同用過的紙盒和空瓶子所留下的氣味一樣，有不好聞的，也有好聞的。有些人因為累積一些壞習慣，導致發出酸臭味，每到生理期前就歷經各種**經前症候群**不舒服的現象；反之，也有一些人有意識地改變行動建立好習慣，在經前就如同薄荷般的輕盈自在，神清氣爽。」

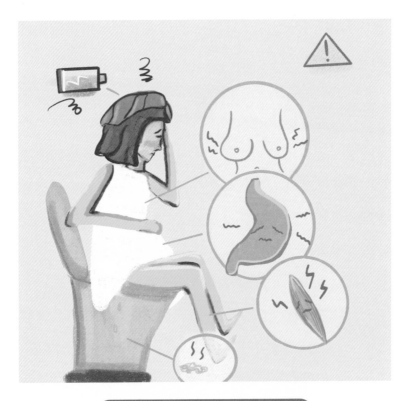

經前症候群 (PMS) 不適現象

消化系統：噁心想吐、消化不佳、食慾異常、腹瀉等

神經系統：容易緊張、緊繃、頭痛、暈眩、異常疲勞感等

循環系統：心悸、水腫、脹乳、手腳冰冷等

運動系統：骨盆痠痛、四肢發麻、肌肉痠痛等

泌尿系統：排尿不順、分泌物異常等

　　我內心咯噔了一下，臉一下子漲紅。確實最近因為追劇，老是清晨三、四點才就寢，忽然想起之前 Brain Mama 分析肝臟鬱結與神經系統的關聯性，難怪現在正經歷黃體期的我，對於外界的變化有點過度敏感，覺得疲倦煩躁，對於一些日常小事大驚小怪。

　　「我以為我已經開始改變了，」我辯解著，「有量體溫，也有從飲食改變並加入瑜伽練習，但不知道怎麼就會不自覺得想要晚睡，可能是想要有一些自己的時間，用追劇來犒賞白天努力工作的我。」

　　Brain Mama 並沒有質疑我的辯解，相反的，她嘴角上揚，認真地聽。畢竟 HQ 的提升僅僅只是個開始，要做自己健康的主宰者是需要靠自己向內反思後的覺醒與行動。

　　見她如此，我大膽地轉移話題，「Brain Mama，妳知道嗎？其實我這幾天除了晚睡之外，還非常想吃炸薯條和一些熱量高的食物，像是起司球，邊追劇邊吃這些邪惡食物，會讓我感到愉悅，但事後也會感到無比的罪惡……」

　　「這很正常！」本以為 Brain Mama 會再度說教，

但她優雅地轉了轉宛如鑲嵌著墨綠色寶石的雙眸，「回歸生理週期節律的議題，現正處於黃體期的妳，為了在冬天將至的月經期前做準備，大腦自然會呼喚著身體需要多儲存一些碳水化合物和脂肪呢！」

「為了過冬，我需要儲存熱量？」我恍然大悟。

「正是！」Brain Mama 話語間洋溢著歡快，好像自帶一種優美的旋律，化解剛才稍微緊張的氣氛，「黃體素在這個階段會逐漸攀升，體溫也持續處於相對高溫，身體自然會需要一些能量來加速黃體素生成以穩定血糖，如果這時候食物選擇沒有掌控好，對食物渴望的行為就會很容易產生。同時，在這階段的賀爾蒙波動也會影響消化系統的蠕動速度，很多女性會發現在這時候容易排便不順，形狀呈顆粒狀，類似山羊的便便般又硬又乾。」

Food Craving Behaviour

「那怎麼辦呢？」我迫切的追問。

「這時候的**飲食目標要以多種蔬菜和健康脂肪為主，並控制糖分攝取。主食可選擇全穀類，蛋白質以非紅肉為主，並加入多一些豆類，像是黃豆及鷹嘴豆。**中醫的『秋天養肺』理論中，滋養肺的食物都可以加進

來。」

「關於養肺，有什麼比較好聯想的食物呢？」

「白色的食物都是好的聯想，」Brain Mama 清澈的眼眸中泛起回憶過往對話的漣漪，「排卵期間，妳之前提過的阿嬤的蓮子薏仁白木耳湯，是個不錯的選擇。除此之外，白蘿蔔、蓮藕、荸薺、四神、白花椰菜、杏仁茶和百合等都是很適合在黃體期多吃以穩定血糖的食物種類。」

「但是，我還是很想吃炸薯條，否則心情會不好，而且容易動怒……」對於馬鈴薯過度喜愛的我，不禁咕噥說道。

「這是因為負責調節心情平衡的血清素 ^{Serotonin} 在這時期濃度相對極低，情緒變化及無法專注可能就會隨即而來。吃馬鈴薯沒問題，但烹飪可以選擇用烘烤的方式取代油炸，最好少鹽少糖，這樣既能享用美食又不怕有罪惡感，甚至也不怕長痘痘或身體水腫了。」

聽了 Brain Mama 的闡述，我心情瞬間大好。

「可是黃體期需要碳水化合物的話，會不會容易發胖啊？」一向在意身材的我，對於太多澱粉的攝取還是

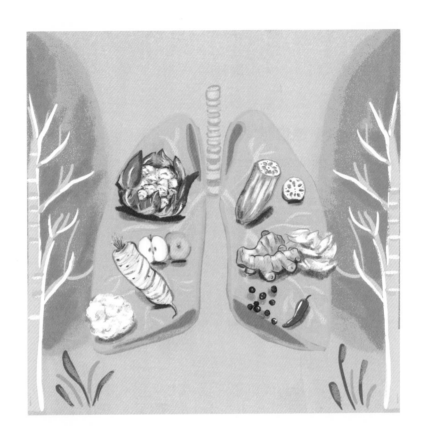

有點不踏實。

「選擇複合式的碳水化合物和一些低升糖指數 (GI) 的食物，能為妳解惑！」Brain Mama 輕快地說。

「什麼是複合式的碳水化合物？」我不解地提問。

「簡單來說，就是由較複雜的糖分子組合而成，在消化的過程中，分解食物分子的速度較慢，能有效控制

血糖水平。例如：小麥胚芽、小米、藜麥、糙米、薏仁、全麥義大利麵，甚至鷹嘴豆、扁豆、地瓜、小南瓜和蓮藕等。

「另外，纖維也是屬於較為特殊的複合式碳水化合物，在黃體期應該多加入飲食中，亦能有效的緩解排便問題。」

「但我還是很擔心發胖的問題……」聽完 Brain Mama 的解釋，我內心還是有一點疑慮，畢竟我正處於黃體期，一下子無法吸收爆炸的資訊量，好像需要稍微調整一下自己的節奏。

「想在黃體期節食減肥，是不可能的。」Brain Mama 斬釘截鐵地打斷了我的思緒，而我從 Brain Mama 堅定的雙眸中看到自己焦慮的倒影。

「如同之前所言，身體正需要大量燃燒熱量來確保黃體素充足，」Brain Mama 耐心地解釋，「妳可以做的是，確保自己營養素均衡足夠，以避免暴飲暴食，讓血糖波動異常，反而會影響體內平衡；同時也需確保自己纖維及水量足夠，以避免便祕問題。

「妳知道嗎？當我們在黃體期時排便不順時，這些

廢物及毒素堆積在體內，可能就能增加二至三公斤了！不但如此，當身體因為水腫的關係導致水分不易排出體外，也會讓妳感到笨重。因此，黃體期要擔心的並不僅是吃進來的問題，更應該注意排出去的順暢度呢！」

一語點醒夢中人，我出神地看著 Brain Mama 精緻的側顏，若有所思。

YOGA & MIND

於是，Brain Mama 帶著深陷思緒的我來外邊金燦燦的稻穗旁。一陣溫暖清爽的風，夾帶著一絲涼意，緩緩地吹過，稻穗輕輕搖曳，而一旁落葉紛紛飄下，形成一片片金紅色的雨幕。我被涼意喚醒，眼前落葉輕盈地在天空舞動著，宛如小精靈在慈愛的暖陽下跳著華爾滋；再轉頭看向莊稼逐漸成熟，豐收及飽滿的感覺頓時讓我覺得心靈受到滋養，得到救贖。

「放棄想要在黃體期節食的想法吧！或許把重心放在伸展及有氧運動更能幫助妳減輕 PMS 所帶來的不適。」

我點點頭，「在這個階段，瑜伽應該做些什麼呢？」

「黃體期的**運動目標著重在伸展及肌肉放鬆，讓血液及淋巴循環通暢了，也就能降低四肢水腫、乳腺腫脹、身體緊繃及情緒問題。**這時瑜伽的強度以自己的感受為主，依自己的節奏搭配緩和的呼吸，有『心情舒暢』的境界才能將身體回歸平衡狀態，這樣身心靈都能得到『排毒』。」

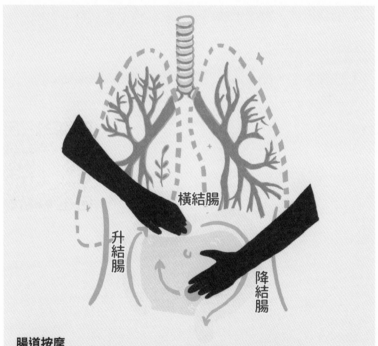

腸道按摩
使期暖和，促進廢物順利排出，平衡自律神經，加速血液循環。
順著大腸的走向(升結腸→橫結腸→降結腸)順時針輕柔按壓五圈；再移至肚臍眼左側，像畫笑臉一樣，往右側肚臍按壓。

　　我被動地來到 Brain Mama 身旁坐下，在淡淡甘甜的稻穗香氣的襯托下，將自己沉浸在大自然的饋贈中，彷彿得到大地之母的擁抱與支持，我們開始了黃體期瑜伽練習。

重點目標

1. 著重四肢伸展及放鬆動作，以紓壓為主，疏通淋巴循環。

2. 開髖練習，伸展鼠蹊內側，以舒緩緊繃的骨盆肌肉，加速血液循環。

3. 按摩腹部，提升消化機能，防止便祕風險。

瑜伽體式串聯

黃體期的心靈滋養：宛若拿著放大鏡般窺探芝麻綠豆小事的負面情緒，將其化做一串葡萄。

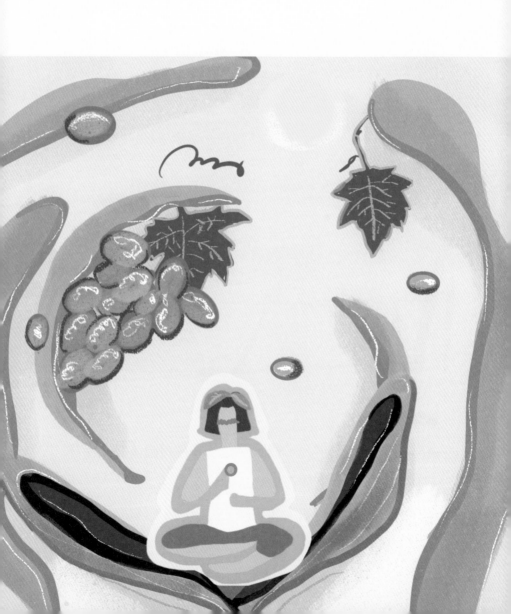

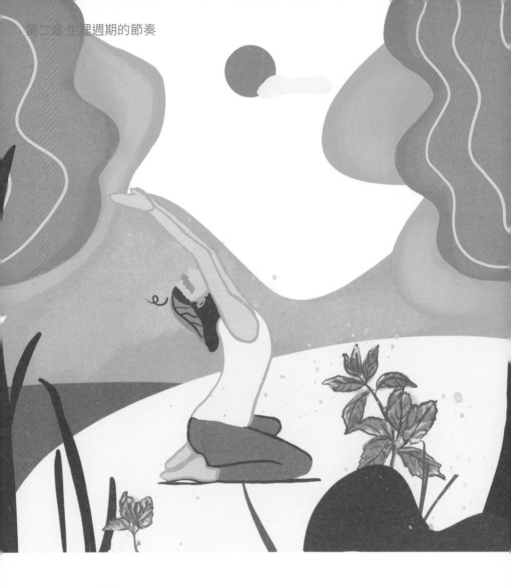

練習步驟

①任何一種舒適坐姿，雙眼閉上，脊柱打直，將右手掌

放於心輪，左手掌放在核心（臍輪）。

②將專注力放在腹部，運用腹式呼吸法，感覺腹部如同

孩童般一起一伏。

③把所有的負能量與情緒化作一串串紫亮的葡萄，一顆一顆摘下，一顆一顆放掉。而後想像頭頂有白光，將愛與祝福的意念放在光裡照耀。

來到大休息的尾聲時，Brain Mama 拿了片薄荷葉在我鼻尖下輕搓，一種獨特清新怡人的香氣撲鼻而來，鼻腔內頓時充滿清涼的氣息，舌尖上好似有股甘甜的泉水滲入，緊繃的胃部也舒緩許多。黃體期所帶來的焦慮、疲勞和壓力在薄荷香氣的陪伴下煙消雲散，而伸展完後感覺晚上能好好睡上一覺了！

我緩緩地打開雙眼，仰望著湛藍的蒼穹，幾乎沒有多餘干擾的雲朵，遷徙的候鳥翱翔在天際，形成一個勝利「V」字形狀，霎那間，我感到內在的我是如此的廣闊、寧靜、愜意與安詳。

在這安定期的階段，我戰勝了內心的不安定。我輕輕地笑了。

2-4

冬天：生理期（安靜期）

FOOD

突然間，我打了一個冷顫。有一股秋天悄然離去、冬天漸臨的感覺。腹部的下墜感和腰間的痠痛感不斷提醒我，惱人的生理期正在侵蝕著我。不過，說也奇怪，這次的生理期並沒有初見 Brain Mama 時那般難耐難忍，或許是些許飲食調整、營養補充和瑜伽練習帶來的改變，不同以往的體質讓我似乎找到可以漸漸喜歡上月經的勇氣。

乾燥的空氣中透露一絲絲冷冽的氣息，鼻腔內都能感受到一股寒意。灰濛濛的天際夾雜厚重的雲朵，刻意阻擋陽光，不禁讓人心情低沉。我忽然想起生理週期和小提琴協奏曲《四季》的比喻，於是搜尋樂曲章節《冬》並隨即播放，呼應著生理週期的最終樂章。

《冬》的開場以凜冽的音符自音響中揚起，音色好似冬風呼嘯而過，冰雪覆蓋的景象乍現我腦中，我微微擰眉，這般急促旋律所帶來的緊迫感，不似之前 Brian Mama 講的緩版沉穩。就在我冥思苦索時，曲風驟然

一變，進入慢板樂章，音調帶有溫度且感人，彷彿來到壁爐旁般的溫暖，與剛剛所帶來的感受形成強烈的對比。我斜躺在床沿，閉目養神，去感受這一份溫馨與寧靜。

不知過了多久，感覺自己的身上披上一件被褥，頓時如同小時候母親的懷抱般那樣溫暖，將生理期所帶來的寒意一點一滴地融化掉。我貪戀著這份久違的感受……

「Ashlyn，」在緩版溫暖的旋律中，耳邊傳來 Brain Mama 溫和的叫喚，「孩子。」

「Brain Mama？」我緩緩睜開朦朧未醒的雙眼，呢喃著，瞥見身上披上的，竟是 Brain Mama 大地色的斗篷，沉穩踏實中洋溢著一種愛與被愛的溫情力量。

我撐起身子，「抱歉，我感覺好疲累。」

「沒事的，孩子，」

Brain Mama 表示理解地安撫道，「子宮內膜剝落正讓妳大失血中，身體能量下降，感覺疲累是正常現象。」

「這種疲倦讓我有點焦躁不安，」我陷入情緒上的

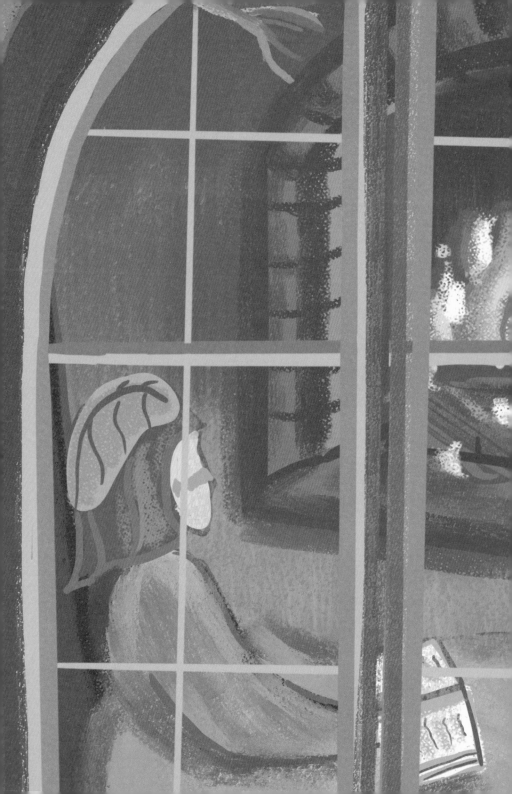

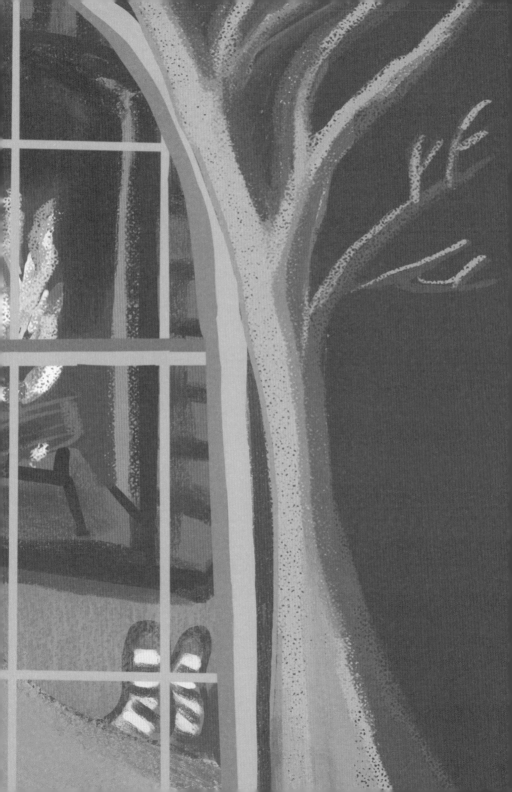

自虐，內心負面思緒不斷湧出，「我擔心無法好好完成最近的工作，生理期讓我力不從心、壓力很大……想要做到完美，又要兼顧健康，但很困難……會不會之前做的這些飲食改變其實沒什麼用啊？」

明明剛剛還覺得自己可以開始喜歡身為女性的自己，擁有這獨一無二的生理時鐘，但是身體上的疲累又瞬間削弱我的勇氣。Brain Mama 並沒有馬上接話，只是露出慈祥的笑意。

其實我平時比較少根筋也內斂，儘管不全然是沉默寡言的個性，卻也不太擅長展現自己真實感受，甚至家庭教育裡也不鼓勵將內心世界顯露於外。不知為何，Brain Mama 的斗篷好似有一種溫暖魔力，不但讓我可以安心傾訴，還有種踏實感。

過了好一會兒，Brain Mama 開口，「進入低谷般冬天的生理期，女性賀爾蒙濃度降至低點，基礎體溫在這時候也是相對較低的，人體機制很聰明，為了達到慣性的平衡法則，這時候腎上腺會派一位重要的小幫手來參與壓力平衡及釋放，這就是我們常聽到的『壓力賀爾蒙』（Stress Hormone），學名為：『皮質醇』（Cortisol）。」

「該不會我的小幫手沒有認真工作了吧？」我沮喪地說。

「那我們就來檢視一下他有沒有認真工作，如何？」Brain Mama 提議道。

「好啊！」我頓時來了精神，「如何自我檢視呢？」

「檢視的方法很簡單，」Brain Mama 對皮質醇進行補充，「壓力賀爾蒙在月經期扮演很重要的角色，主要功能有以下三種：

1. 調節免疫：保護女性在週期低谷時不受病毒和細菌侵害，適度減少炎症反應。

2. 平衡血糖：確保女性在週期低谷時有足夠能量來源，有效應對生理變化及需求。

3. 管理壓力：幫助女性在週期低谷時參與應激反應，協助調節身體面對不同的（內外壓力）狀況。

簡單來說，當妳發現其他週期階段的自己都蠻正常，但每逢生理期來臨時，除了腹部悶痛外，還容易感冒、拉肚子、頭暈、頭痛、反應遲鈍、精力不足、情緒波動過大等等，就可以懷疑自己的壓力調節小幫手負荷過大，想罷工了！」

「原來壓力賀爾蒙不是只管我的心情！」我驚呼，「雖然不是每次都有全部這些症狀，但是七個裡面我就中四到五個！」

「哪一些是最常發生的呢？」

「容易流鼻水、反覆拉肚子、異常疲累……嗯，當然情緒起伏也大！」

「反覆拉肚子這個狀況就要注意，」Brain Mama 特別點出，「如果經過食物調整之後沒有改善的話，很有可能是子宮發出的求救警訊。還有其他只有在月經期才會發生的腸胃道問題，例如脹氣或血便，就要請求專家協助確認是否有子宮內膜異位症的問題。」

「聽起來好嚴重！而且……」我有點忐忑不安，「我通常第一天是有點偏褐色，有時候顏色還會更深呈現黑褐色，這樣的現象是不是人家常說上次生理期時經血沒有排乾淨啊？」

「這是常見的迷思呢！」Brain Mama 指出，「偏褐色表示子宮內膜剝落的速度太慢，血液被氧化後讓顏色變深，並非是上一個生理期沒排乾淨。同時這也暗示黃體素分泌濃度不足，這就跟在如同秋天的黃體期飲食

和作息有關係了。」

「那我在這階段飲食上該怎麼補救呢？」我著急地問道。

「來到最重要的生理期階段，**飲食目標可以著重低碳水化合物（無麩質／全穀類）、高蛋白質及優質脂肪的計畫執行，這是因為女性賀爾蒙濃度在低點時，身體會需要透過這類型的食物選擇來補足其能量，以達到平衡狀態。**如果這時候還想著要減重，以蔬果冷食為主食的話，會影響行經，意思是有可能經期延遲或經血不足等。在傳統觀念裡，生理期以溫熱的食物為佳。」Brain Mama 徐徐道出。

我繼續縮在溫暖的斗篷中，仔細聆聽，內心瀰漫著子宮被疼愛的氣息。

「既然在生理期時會失血，製造血液所需要的營養素就相對重要。」

「有哪些營養素是造血所需的呢？鐵？」我提問。

「是啊！」Brain Mama 深入淺出地闡述，「礦物質鐵是一個比較基本合成血紅蛋白的重要成分，能夠支持紅血球有效提升氧氣的運送。飲食中補充最快的就是

新鮮的豬肝及海鮮。」

「那茹素的人怎麼辦呢？」我不禁為茹素的朋友們發聲。

「雖然植物性的血紅素鐵（例如：野米、黑豆、碗豆、芝麻和深綠色菜葉類等）對人體的吸收力比較不佳，加入維生素 C 類的食物（例如：芭樂、檸檬、橙類）進入飲食中，就能提升對鐵的吸收。除此之外，造血的另外兩種關鍵營養素是維生素 B12 和蛋白質，例如：乳製類、蛋類、魚類和豆類等，這也是為什麼高蛋白的吸取能平衡生理期的營養流失。」

「原來如此！」我恍然大悟。

「以中醫理論而言，來到最終階段的冬天需『養腎』。」Brain Mama 延續之前在不同階段的養護臟器與生理週期的飲食連結，「生理期是女性最重要的階段，也是能量積蓄的最佳時期；補血補腎能有效幫助平衡女性在經期所減少的賀爾蒙分泌量。輔助腎功能最佳的食物聯想顏色就是……」。

「黑色！」我不假思索地脫口而出。

「喔？為什麼會覺得是黑色？」儘管有些許細紋橫

在精緻的臉龐，Brain Mama 眼眸中依然綻放著點點智慧星辰，語氣間充滿讚許。

「因為坊間最流行生理期來喝黑糖薑水，」我搔搔頭，不好意思地回答，「我自己在生理期不適時喝黑糖薑水也感覺疼痛會減緩，心情會平穩許多。」

「黑糖薑水確實有部分的營養價值，它除了含有些許鐵質之外，還能活血化瘀幫助經血排出體外更順利。而糖類本身能促進大腦分泌快樂賀爾蒙『多巴胺』，讓低沉的心情愉悅起來。薑屬辛溫又是能讓人感到暖和。但同時還是要注意個人的體質，在有子宮病變的風險下，僅用黑糖薑來緩和經痛不是從根本解決生理期不適的方法喔。」Brain Mama 溫和的解釋著。

「什麼意思呢？」

「黑糖薑水僅適合身體特別虛寒的人。現代人因為生活作息的影響，有些人多半為瘀塞體質，身體管道不通暢，體內多處有發炎風險的隱憂。中文字很有趣，『炎』字有兩個火字疊在一起，」Brain Mama 用手指巧妙地在虛空中寫了兩個火字，「體內臟器到處失火，黑糖薑水未必降得了火，反而恐會助燃，讓腹部更悶。」

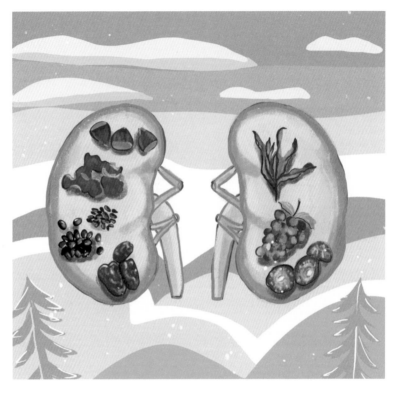

我輕輕地點點頭。

「可是畢竟是糖，會不會又喝多了變胖啊？」我重點老是放在發胖上，擔心追問。

「黑色食物的聯想並不僅僅是黑糖而已，」Brain Mama 並沒有回答我的疑慮，反而莞爾一笑，「黑豆、黑棗、黑米、野米、黑芝麻、黑木耳、昆布海帶、紫菜和香菇等等也都是好的選擇。」

「說得也是！出門在外若剛好遇到生理不適時，感覺可以到便利超商買沖泡式的紫菜湯，這也是一種跳出舊思維框架的不錯選擇！」我突發奇想。

Brain Mama 沒有接話，眸色中閃爍笑意。

咕嚕──咕嚕──咕嚕──不知是否因為在談論食物，肚子突然不合時宜的抗議起來。

「我偶爾在這個如冬的階段就會異常食慾大開，想要吃東西！」察覺到自己尷尬的咕嚕叫聲，我不好意思地問道，「不像在黃體期時特別偏愛炸薯條，胃裡卻好似住著一尊大食怪，嘴巴停不下來，這是為什麼呢？」

「很自然的生理反應呢！」Brain Mama 安撫地接著說，「這也是人體因經血流失的同時為達到平衡法則的善意提醒：營養素存款不夠用了呢！

「正如同之前子宮訴說的，經期是最能反映女性健康狀態的一面鏡子，相信在這幾次記錄月經樣貌後，妳也有發現身體細微的變化。冬天正是消耗能量的時候，如果在前幾個週期階段沒能同步補足飲食，到了生理期階段，雌激素驟降時，不是只有鐵和 B 群流失而不足，幫助協調賀爾蒙平衡的礦物質，例如鈣、鎂及維生素

D，也會供不應求。」

我大腦一陣茫然，需要緩下來重新檢視這幾個月以來與 Brain Mama 相處後所學習到的女性 HQ，再適度地規畫下個週期的飲食及運動計劃。我痴愣愣地看向 Brain Mama。

「別急，慢即是快。」我在 Brain Mama 明亮的眸光中得到肯定，「現在飛速前進的時代總是引導我們要盡快通往完美前進，但是往往『呷緊弄破碗』會適得其反。

「有時候妳需要行動給生理週期一擊，有時候妳需要智慧給生理週期喘息。健康最終是回歸每一個個體的平衡，不完美也是一種完美，因為每一個個體都不同，沒有一篇教科書能真正解釋得清楚什麼才是健康的樣貌，秦始皇最終都沒有找到長生不老的仙丹了，對嗎？我們只有在自己邊走邊修正之中才能在不完美中遇到自己設定的完美節律……」

YOGA & MIND
Brain Mama 偶然的智慧金句總是能讓我細細品味

好一陣子。我看向窗外，不知不覺早已餘暉漸暗，空氣清澈，星光璀璨，淡雅的下弦月灑在窗台前，將一切包裹在靜謐的氛圍中。我靜靜地感受安靜所帶來的力量：堅韌與踏實。

「在需要安靜的生理期階段，不需要強迫自己做高強度的運動。」Brain Mama 輕聲打破了沉靜，「過度的運動量反而會使妳更胖！這是因為女性賀爾蒙較低的狀態下，過度的鍛鍊會誘使壓力賀爾蒙分泌過量，導致脂肪堆積和肌肉量減少，疲憊感會讓妳感到更吃力。深層的放鬆和深度的休息才是妳真正需要的，甚至能讓自己輕鬆減重。」

「所以生理期的時候不能做瑜伽和運動囉？」我困惑。

「這時候的妳，可以直接選擇抱著枕頭讓自己有被環抱的感覺，並享受在個人獨處時間（ME TIME）的心靈滋養，或是進行適度地呼吸練習和開髖動作，將**運動目標放在順利排出經血、放鬆緊繃肌群及專注自我內在平衡**，如此便能緩解經痛所帶來的不適。」

重點目標

1. 開髖練習，滋養骨盆；

2. 藉由呼吸調節，疏通腎經、肝經和脾經，找到經絡平衡；

3. 透過按摩，溫養子宮。

瑜伽體式串聯

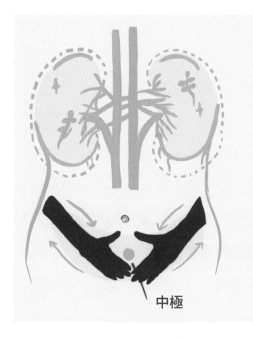

中極

中極穴
常稱「丹田」，
是能量聚集重要
之處，位在肚臍
下約六指處。有
益於補血，提高
血液品質，調節
生理不順。

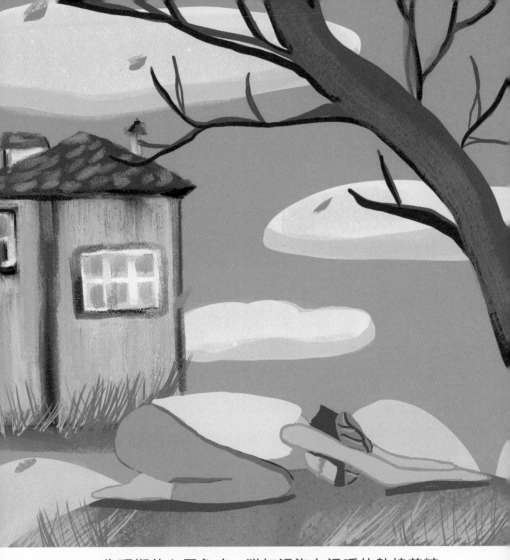

　　生理期的心靈免疫：猶如浸泡在溫暖的熱棉花糖

裡，慢慢融化。

練習步驟

①平躺在瑜伽墊或床上，閉上雙眼，將雙手搓熱後呈現

鑽石的菱形狀，中心點放置肚臍下三指的位置。

②將掌心的熱能慢慢陷入腹部，感受子宮卵巢被熱能滋養，重複步驟1和2共三次（或用熱敷袋）。

③進入大休息，手掌心朝上於骨盆腔兩側，想像身體重量往下沉入大地之母，將每一寸肌肉骨骼從腳趾頭至頭顱依序放鬆，直到感到進入個人獨處時間^{ME TIME}的無我狀態。

$$\mathsf{)}\ \mathsf{)}\ \mathbf{●}\ \mathsf{(}\ \mathsf{(}$$

　　我在心靈滋養的練習當中，沉沉地睡去，有一種前所未有的沉靜與放鬆，將緊箍螺絲般的肌肉群和神經群一層一層鬆開，直到意識慢慢抽離肉體，我像一片輕柔的白雲不受束縛地飄向星流中，感受著自己這個小宇宙的能量被浩瀚的大宇宙的能量包容著、擁抱著、疼愛著……時間好像靜止了。

　　當我再度睜開雙眼時，左手掌心有一把 Brain Mama 留下來的銀鑰匙，眼眶泛著淚，有一種複雜的情緒流淌在胸口，有點感動，有點悲傷，同時也有點喜悅。我以往覺得這類型的心靈滋養很無聊，但是當我真正「進入」這種靜態的心流^{FLOW}狀態時，卻很療癒。「喜悅的心是良藥」是真實存在的。

　　經過 Brain Mama 的《四季》陪伴，我似乎在每段生理週期的樂章中掌握到呵護女性健康不同的方向。原來不是經血流越多表示體內排毒越乾淨，也不是拚了命的運動才能維持體態，女性更不需要時刻都扮演完美角色。

　　曾經聽過這樣一段話，「從女孩蛻變成女人，如同一個茶包，別人永遠不會知道我們有多堅強，直到掉進熱水裡。」或許，**呵護女性健康也是生命中的一種藝術，是斜槓美學**。把自己的健康能量場域經營好，內外合一，才能活出自我，活得美好。

　　我感到無比幸運。當我陷入焦慮憂愁、疲憊不堪時，Brain Mama 的出現猶如一盞指引之燈，又如北極星般地閃爍在黑暗中，帶我找到子宮的歸屬。

　　我打算將銀鑰匙放入木箱子與金鑰匙收藏在一起，當我打開木箱子時，裡面有一張看似 Brain Mama 留下的小字條：*當妳踏出第一步，妳已經改變宇宙。*

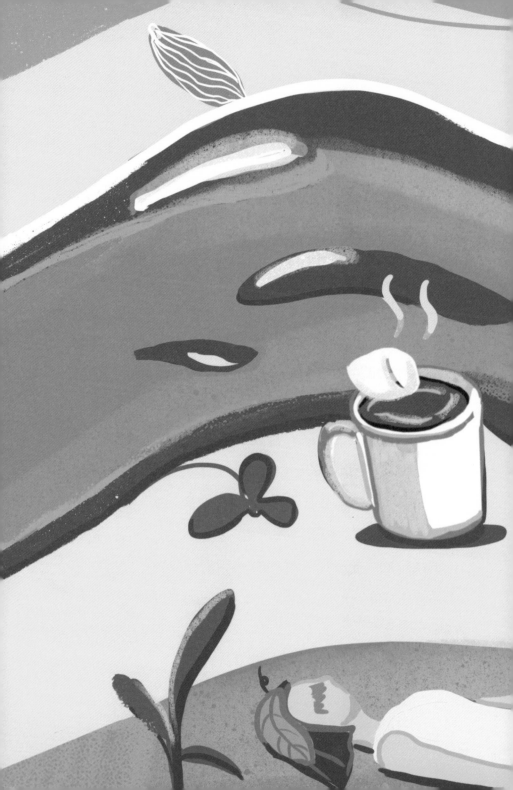

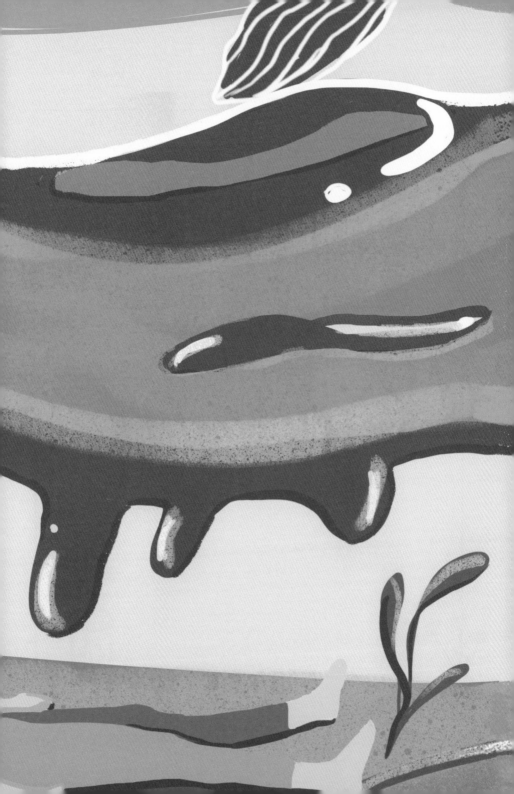

Menstruation Diary

Date

just like the Moon

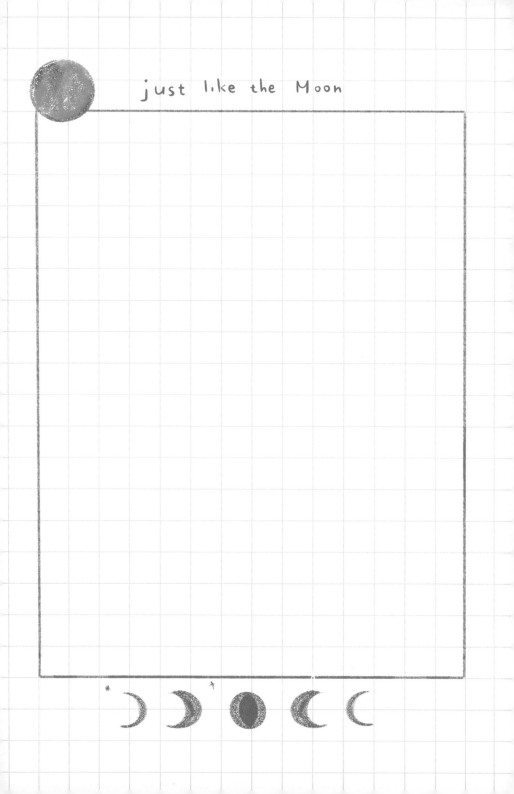

第三章

打開潘朵拉的盒子

Brain Mama in ME

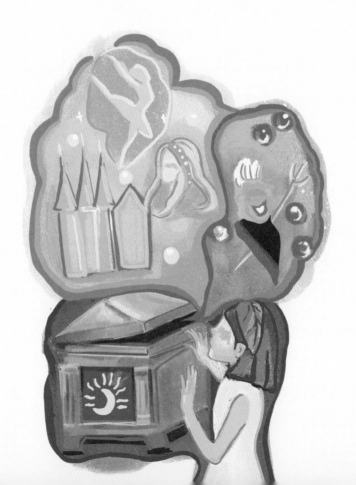

　　傳統教育中，女性奮力想把自己塑造成端莊得體的「芭比」，但總在經期期間一個華麗轉身就變成怪裡怪氣的「夜叉」。試問，誰想上一秒在別人眼裡最美好的樣貌，而下一秒就情緒崩潰不可預測呢？

　　我忿忿地在內心大喊：是不是生活中有什麼不確定的入侵者影響我們的賀爾蒙！大腦中對生理週期無數個迷思突然湧現出來，頓時眼睛感到特別酸澀，胸口有如遭到巨石般壓迫。

　　即使如此，我感到很幸運，有 Brain Mama 在我迷茫且束手無策時，陪伴我走過一趟與子宮對話的旅程，感受子宮像大地萬物一樣的變化運轉，青春泉源生生不息。只有身為女性才能理解跟著四季起舞的感覺，神祕莫測。只是生活中總有在不經意的時候打開潘朵拉的盒子，使得生理期期間陰晴不定，產生一些旁人無法理解的生理變化和不可控制的行為與情緒。

　　我凝視鏡子中的自己，鏡中的自己眼眸透著澄澈的光，彷彿看到寫意的畫面，我還是我，但同時已不再是我。過了一會兒，鏡中突然出現 Brain Mama 修長纖細的手指，中指和大拇指拿著一把銅鑰匙交給鏡中的我……鏡外的我驚訝地回頭看向身後，試圖尋找 Brain Mama 的倩影，可惜並

沒有看到任何人。

　　當我再次看向鏡中時，她鬼靈精怪地向我眨眨眼，將那把銅鑰匙輕放在頭頂的葉子上，鏡外的我聽到「咚」一聲，大腦的迷霧驟然散去，猶如黑夜轉白晝時的第一縷陽光輕灑而下，我嘴角微揚，伸手抓向頭頂那一閃一閃的銅鑰匙，頓時了然於心！

　　我手握銅鑰匙，噔噔噔地奔向放有金銀鑰匙的木盒子，打開木盒子之時，它猶如音樂盒般播放著悠揚並帶有歌詞的旋律，我專注捕捉每一個字句，沒想到播放的竟是常見的生理週期迷思與回答！我急忙抓起書寫月經樣貌的筆記本，翻到最後一頁，振筆記錄聽到的一個個 Q&A。筆尖在紙上輕輕揮動，如同舞步般，時而踮腳，時而踩地，時而跳躍……

3-1 飲食與運動迷思

Q1：咖啡因會對賀爾蒙產生影響嗎？

A：不知何時咖啡已經成為高效提神的代表物，不同研究結果顯示咖啡因對人體健康影響與否眾說紛紜，但影響賀爾蒙是肯定的。當人感到疲憊時，大腦中的腺嘌呤核苷和[Adenosine]受體[Receptor]結合時，會產生休息訊號，讓神經細胞活躍度降低，進入疲倦狀態。

以化學結構角度而言，咖啡因是霸占者，用與腺嘌呤核苷相似度極高的「樣貌」取代受體的位置，巧妙地騙過大腦接收需要休息的訊號，促使神經細胞過度活躍，告訴個體繼續工作！

不僅如此，它還會呼朋引伴的促進快樂賀爾蒙（多巴胺）和壓力賀爾蒙（皮質醇）過度釋放，此兩者賀爾蒙濃度升高到某一個程度時，人體為了要回歸平衡，物極必反，將會過

度消耗維持女性賀爾蒙平衡的重要營養素，例如礦物質鎂和維生素 B 群。

　　咖啡因同時也是竊盜者，其偏高的酸性會偷走鹼性礦物質鈣以維持血液酸鹼度，甚至打亂腸胃道菌叢平衡，降低食物營養及保健食品營養的吸收效率。在營養失衡的狀態下，內分泌系統不容易失調嗎？打亂排卵日或造成 PMS 的狀況只是遲早的事！

> ## Q2：吃油炸的食物會影響賀爾蒙嗎？
> ## （例如：鹹酥雞、炸薯條、洋芋片等等）

　　A：所謂「病從口入」，多數病症（果）都是在無意識的飲食中（因）造成。若能有意識選擇正確的食物種類，每個細胞就能散發好的能量場。在傳統古老印度的醫藥科學——阿育吠陀飲食法「Ayurveda」中將食物分成三類：悅性、變性和惰性，其分類方式就是依食物入口後所需消耗體內能量而定。油炸類和過度烹飪的食物就是屬於惰性食物，即使是被歸類為使人感到輕盈的悅性蔬菜，再經過油炸後，也會轉變為惰性食物，加重消化道的負擔，使身體感到

困倦、代謝障礙、甚至焦躁。順帶一提，迷思 Q1 所提到的咖啡因、Q4 提到的甜食及 Q9 提到的巧克力會干擾神經系統，使其躁動，故被歸類為變性食物。

烹飪方式必然會影響食物營養素結構變化，而高溫烹飪（例如油炸）更會破壞營養價值 10%-50%，這也不難解釋為什麼有些人僅吃原型食物，覺得飲食攝取已經很均衡，但是營養存款仍不夠用。長期飲食偏油炸類會導致反式脂肪酸增加，其過量的毒素會造成體內炎症反應風險，肝臟滅火（解毒及排毒）功能負擔增加，更阻礙雌激素正常代謝，過多的雌激素堆積進而誘發婦科問題。

Q3：吃冰一定會造成經痛嗎？

A：當然不是！如果有一個方法可以讓妳算出安心吃冰的時間，妳會不會想要立刻學習以更了解自己的體質呢？可以任性並健康吃冰應該是很多女性夢寐以求的事，趕快從第一章的自我體質風險評估了解自己的體質，並測量基礎體溫計算出自己生理週期的高峰排卵期吧！運用附件內的 NY

表，妳將會發現當生理週期節律回歸平衡的情況下，健康地享用冰品會變成生活中值得期待的樂趣。

Q4：吃甜食感覺會緩解經痛？
有什麼特別食物能對抗經痛嗎？

A：妳知道嗎？其實想吃某一種食物也隱藏著某一種情緒，譬如需要被愛與安撫，這也是賀爾蒙濃度多寡在作祟。而有時候忽然很渴望吃某一些東西，正是因為身體的警報器吶喊著要某一種營養素。

如果感覺吃甜食會緩解經痛，這時候妳身體的化學反應對甜食有強度較高的敏感現象（像我覺得吃鹹食才能緩解經痛呢！），如同打了一劑嗎啡般，讓大腦「暫時」忘記疼痛感。抗經痛的食物很多元，可參考 NY 表在不同階段的食物選擇。如果妳剛好屬於外食族，便利商店攻略會是一種在擇食上很不錯的方便法門喔！

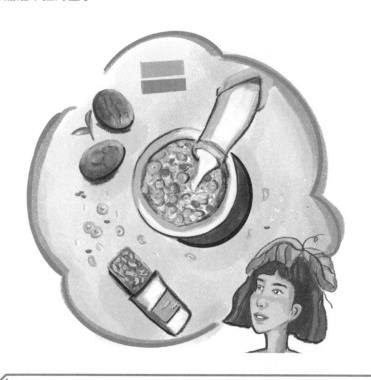

Q5：情緒會影響生理期嗎？

有時候情緒越激動就越容易經痛

（包括緊張、生氣和難過等等都找上門），

這時候吃一點東西就會感覺好一點？

　　A：神經傳導物質「血清素」是心情、能量、食慾甚至性慾的控制者，由大腦努力分泌以應付人體需求。在不同階段受到壓力、飲食、運動、藥物和女性賀爾蒙波動的影響，血清素亦會有變化，譬如說用掉太多血清素會導致濃度太

低，心情就容易沮喪、情緒就容易失控或容易飢餓。

　　由於血清素在體內沒有儲存機制，它分泌的多寡取決於個體能量儲存的平衡與否。當情緒不穩時，妳赫然發現是因為生理期來了，這正意味著要在黃體期時身體能量儲存失調，導致血糖不穩定。

　　情緒和食慾絕對是雙向影響的。還記得當我們是小嬰兒時，為了求生存，在飢餓的狀態下，我們自然會嚎啕大哭引起關注；或是當我們需要得到愛與安撫時，奶瓶裡的一點奶都能讓我們感到心安。

　　當妳發現進食能改善情緒，比如說珍珠奶茶讓妳感到安定，這就表示這一類食物已無形中成為妳的慰藉。要小心的是，過度使用食物來調節情緒會破壞飲食原則，造成肥胖或賀爾蒙失衡，適度地將瑜伽伸展或訓練肌力帶入生活中，或許就能擺脫被美食綁架的困境。

Q6：生理期大量失血就該吃肉類補充嗎？那素食者該怎麼辦？

　　A：吃葷食或是茹素都是個人選擇。確實在生理期時因

為失血，會導致一些造血的元素流失，引起頭暈或是疲勞。適當補充新鮮豬肝或是薑蛤湯都是好的；茹素的人也不必過度擔憂，植物性的補血元素，例如：野米、櫻桃、葡萄、枸杞、黑豆、豌豆、芝麻和深綠色菜葉類等，都可以列入飲食選擇。無論葷、素者，適當加入優質的營養補充品也是階段性調整身體的捷徑喔！參照 NY 表內食物和營養素的選擇，就能有效提升營養補充。

Q7：生理期來是不是不能吃各種中藥補品？還是有吃有庇佑？

A：中藥材深奧的學問凝聚了千百年來傳統的智慧，隨著各時代的生活型態不同也有不同的說法。相信有人因為補過頭造成子宮收縮，經血量變少，或是忽然血量劇增變成血崩。是否需要補充，可以參考兩個生理指標：一為是否長期性經痛現象，二為分泌物的顏色和氣味。若兩者都屬於異常狀態，就建議找專業人士指導為佳。參照**第一章書寫妳的生理期樣貌**來檢視自己是否有異常，這或許是好的開始。

Q8：生理期結束後應該開始補充營養食品？

A：無論在哪一個生理週期階段，都可以食用營養補充品來補足個體營養存款不平衡的狀態。由於現在飲食單一化（例如：一碗麵當一餐），加上土壤未休耕造成原型食物所含有的營養成分比例已比五十年前的降低了 40%，營養補充品的介入成為文明社會的一種飲食時尚。兩個需要注意的議題是：「需補充什麼？如何選擇廠牌？」才是食用營養補充品的關鍵。先了解自己目前的體質和營養存款，再搭配個性化的營養素組方（組合的方法），才能有效率提升營養水平。

多數消費者投資健康最在意兩個問題點為：一、吃了有沒有效（投資報酬率）；二、是否有毒性影響肝腎功能（風險評估）。第一個問題其實是吸收效能的考量，而第二個問題則是擔心安全性。建議參考具有科學評鑑結果的《美洲營養品比較指南》(NutriSearch Comparative Guide to Nutritional Supplement) 作為優質且安全的廠牌選擇基準。貼心叮嚀：選到身體不適合或是不好吸收的保健食品對身體來講其實是毒素喔！

　　值得一提的是，要杜絕日後更年期可能會遇到的生理變化，例如：盜汗、失眠、熱潮、骨質疏鬆、情緒轉變和體重增加等等，需要趁早開始累積營養存款。如果妳不知道怎麼開始，可以先很簡單的從平常飲食中額外加入營養補充品鞏固營養地基，包含綜合維生素和綜合礦物質。優質的綜合營養素會按照人體一天所需的比例搭配好，比單方營養素攝取安全。

　　在需要更新的濾泡期再增加友善益菌和五味子加速新陳代謝；在活力飽滿的排卵期添入 30 至 100 毫克的輔酶 Q10(泛醌) 幫細胞充電。在有點憂鬱的黃體期額外加入鈣鎂和維生素 D 調節腦下垂體，及 Omega-3 脂肪酸降低體內發炎反應及抑制前列腺素所帶來的經痛衝擊；若擾人的 PMS 真的很嚴重，可以額外補充 400IU 的維生素 E 修復受損的賀爾蒙。最後在生理期多攝取 1000 至 3000 毫克的維生素 C 輔助鐵吸收，同時也維持免疫機能。

　　但也同時叮嚀，營養補充品不是藥，切勿講求速效；若要打破個體現狀，需規律地持續補充三到六個月觀察其變化。營養補充品不是樣樣都吃，需傾聽自己內臟器官的聲音，選擇與自身頻率相容性佳且安全性高的才是根本。

Q9：聽說生理期時吃巧克力或是大吃大喝都不會胖？

A：確實猶如冬天的生理期會需要大量的能量和營養資源來支持低下的女性賀爾蒙，但是過度的飲食會造成鹽分和糖分攝取過量，造成水腫、循環不佳以及血糖波動太大的風險，進而破壞身體的舒適度和平衡度。建議參照 NY 表的小撇步讓個體保持平衡狀態。順帶一提，階段性的食物輪替不但能飲食多元化，還能降低食物慢性敏感風險，更能支持新陳代謝及內分泌系統；無需節食也不必擔心體重、體態問題，讓人零負擔的快樂享受美食，妳說好不好！

Q10：聽說減肥會影響生理期？

A：相信減重是很多女性在意的議題，即使是 80 多歲的老阿嬤也還是會在意身形。如果減重是妳選擇追求的目標之一，正確的減重方式理論上不會影響生理期，錯誤的節食

才是影響生理週期的元兇。如果不是過度肥胖的人,節食減重代表攝取食物營養及熱量下降,妳可能會享受暫時性減重的快樂,但以長遠來說,生理期的週期可能會拉長或經血量變少,這是因為維持賀爾蒙平衡的微量及巨量營養儲存不夠導致。

現在盛行五花八門的減肥飲食方法,比方說生酮飲食、168 斷食法、間歇性斷食法或是無澱粉飲食法等等,無疑是讓人看得頭昏眼花。實際上這些方法都各有優缺點,也會因體質不同,有人成功亦有人失敗。如果妳曾經已經嘗試某幾種減肥法後,感到挫敗、發現效果有限,或是頻頻遇到瓶頸,善用 NY 表或許是上天賜與每位女性獨一無二的自然方法,跟著指示算出自己可以燃脂的最佳時機,讓自己瘦得輕鬆!

Q11:有子宮病症是否就不能吃補品?

A:子宮病症的成因很多元,要先尋求專業人士確認自己是否已經罹患病徵,並參考第一章的子宮小宇宙的 know-what 找到可能的誘發因子才能降低風險或杜絕惡化。

常見子宮病症	適合的食物選擇	不適合的食物類型
子宮肌瘤	亞麻籽、地中海飲食、護肝食物	加工製品、麩質食物、手搖飲料等
多囊性卵巢症候群	低GI飲食、高纖食物、養肝食物	咖啡因、番茄醬、乳製品、糖品、紅肉類、大豆製品、冰品、酒精等
骨盆腔炎	蔓越莓、藍莓、味噌、葵花籽、優格、健康油類、多喝水	麩質食物、炸物、易脹氣食物、甜品、冰品、冷飲、辛香料等
子宮息肉	護肝護腎食物、抗氧化食物	高熱量飲食、辛辣刺激食物、酒精
子宮內膜異位症	亞麻籽、南瓜籽、深綠色蔬菜葉、抗氧化食物	酒精、乳製類、麩質、紅肉類等

　　多數人認知的補品可能是中藥湯品或是雌激素類型的保健食品，但實際上，飲食若是選錯某一類型的食物也會影響身體機能。若已經確定有子宮病變，則更應該慎選補品或食材，尋求專業指導；適當飲食調整還是有助於預防或逆轉部分子宮病症的。

　　撇開遺傳和年紀因子，很多子宮病症和一些可控因子有密不可分的關係：肝臟機能、腸道保健、生活作息和飲食選

擇等等；提升呵護女性的健康商數，掌握好大方向，或許子宮病症就不易找上門。

Q12：生理期來可以劇烈運動嗎？

A：若非必要，並不建議！由於適逢生理期，女性賀爾蒙較低，過度的鍛鍊反而會誘使壓力賀爾蒙分泌過量以維持高強度的運動狀態，人體會誤以為此段需要安靜的時期卻「正在逃命」，導致脂肪量堆積以維持生存之條件。建議讓自己進入深度的放鬆（若能同時有好的睡眠品質更佳！），降低心血管系統壓力，及保存肌肉量才能讓自己保持在最佳狀態。

Q13：生理期來可以全身按摩嗎？

A：適度的按摩有助於緩解經痛，但只能使用舒緩的油壓搭配局部按摩，比方說肩頸及下肢；太激烈的拉扯或是按

壓（例如泰式指壓）反而會放大疼痛感。適量局部按摩能降低水腫並促進淋巴循環，但若妳發現經血量因按摩有劇增的狀況，就需懷疑自身的健康平衡。

Q14：將「靜心冥想」放入生理週期日常裡目的為何呢？

A：無形的壓力、緊繃的情緒和緊湊的生活節奏皆會導致自律神經失調及內分泌失調，可惜很多人猶如溫水煮青蛙，並不自知，或許這一切源自於太壓抑、太少傾聽內在的聲音。

一場有效率的靜心冥想（Meditation）絕對是一種無比喜悅的心靈按摩！靜心冥想無關宗教，是練習專注力並且平衡交感與副交感神經相當有效的方法。曾經有案例因為情傷而引起短暫性的賀爾蒙失調，造成生理期時血塊不斷，經過練習靜下心與自己獨處後，生理期異常狀況不藥而癒。

當開始練習靜心冥想時，有雜念進入大腦是非常正常的狀況。當雜念在腦袋裡閃過時，去正視並接受它的存在，並默念三次：雜念、雜念、雜念。妳會發現雜念來得快，也離開得快。當妳達到這個狀態時，恭喜妳，妳已經找到平衡自

己內心安定的方法。

Q15：在練習靜心冥想時一定要盤坐嗎？

A：不一定，靜心冥想的出發點有很多種面向，就女性健康導向來說，目標是使自己大腦有意識的徹底放鬆，讓自律神經及賀爾蒙功能維持平衡。一開始妳可以選擇自己覺得最舒服的姿勢練習專注鼻下呼吸，平躺、側臥、或是坐在椅子上皆可。堅持每日五分鐘，淨化大腦雜訊，讓自己適度練習、真正進入放空狀態。

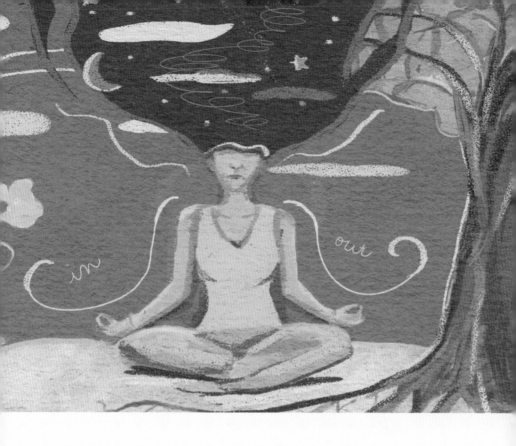

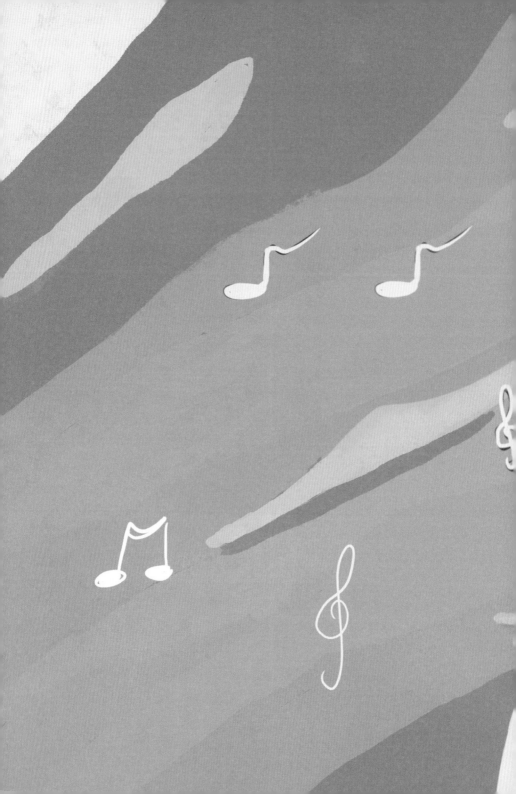

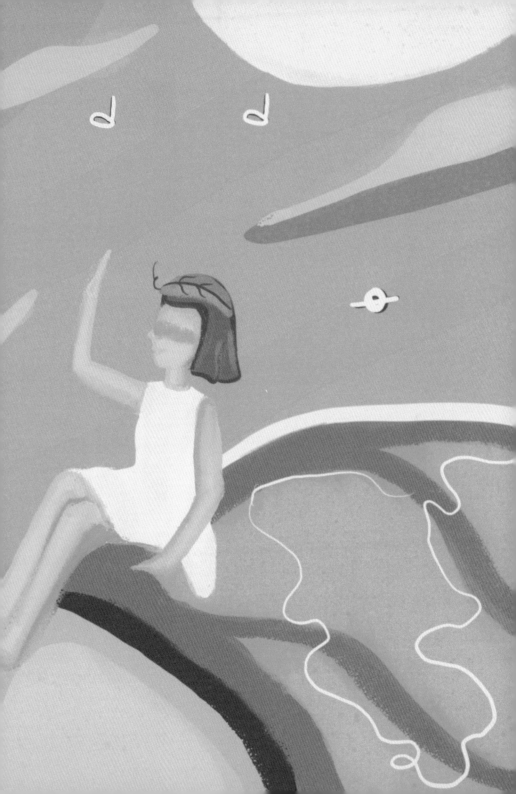

3-2 生活與作息迷思

Q1：生理期來會痛代表有婦科問題嗎？

A：不經痛才是王道！經痛的狀況不是只有腹部疼痛才是經痛的現象，以下狀況症狀都和經痛有連帶關係：

消化系統：噁心想吐、消化不佳、食慾異常、腹瀉等。

神經系統：容易緊張、緊繃、頭痛、暈眩、異常疲勞感、睡眠品質不佳等。

循環系統：心悸、水腫、脹乳、手腳冰冷等。

運動系統：骨盆痠痛、四肢發麻、肌肉痠痛等。

泌尿系統：排尿不順、分泌物異常、私密處搔癢等。

若想知道自己是否有潛在婦科風險，可參照第一章 Brain Mama 小教室的自我評估表。

Q2：晚睡會讓賀爾蒙受影響導致經痛嗎？

A：會。兩個器官首當其衝受到影響：肝臟與腦下垂體。肝臟沒能在正確的時間點休息，就不能達到最佳的修復狀態，且不能完整進行解毒和排毒功能。肝臟如果鬱悶了，多餘的雌激素就無法完整代謝，反而會引發婦科疾病風險。若晚睡，腦下垂體分泌睡眠賀爾蒙「褪黑激素」會發生紊亂，導致女性賀爾蒙在不對的時間點異常的增加，輕度的狀態會抑制卵巢正常排卵，造成月經不調，重度的狀態恐會停止排卵，導致提早閉經的風險！

Q3：生理期來憂鬱是正常的嗎？

A：每逢生理期，女性自然會由外往內，想要一些獨處的時間讓自己放鬆或是充電，這是很自然的生理節律，但是安靜期並不等於憂鬱。若這時候有諸多外在因素干擾或是自己用意志力去抵抗這個自然節律，身體為了回歸平衡，皮質

醇就會在低濃度女性賀爾蒙時期過度釋放，輕則容易淺眠、專注力下降、食慾不穩、消化不良或是思慮過度等狀況，重則引發壓力型肥胖、憂鬱現象、新陳代謝障礙、神經緊繃、失眠風險、記憶力衰退等，更甚者長期恐誘發潛在失智危機。

Q4：經血量大一定不正常嗎？

A：正常的經血量是 1/3 的 100ml 養樂多瓶。若長期多於 100ml 代表有子宮或骨盆腔相關症狀，建議就醫確認。

Q5：是不是要排出血塊才算有排乾淨？

A：當然不是！正常狀態是無血塊為佳。若血塊為偶發性，且小於五元硬幣大小都屬於正常狀況。若血塊過大並伴隨腹部痙攣，建議就醫確認是否有婦科疾病風險唷。

Q6：經血顏色代表什麼涵意嗎？

　　A：正常的經血顏色是紅色或是有點像櫻桃般的深紅色，代表當次生理期的賀爾蒙濃度相對平衡。若是出現褐色、淺粉色、橘紅色、或是黑紫色就需要注意賀爾蒙異常。若每一次來的顏色都不同，就有亂經的疑慮，子宮力下降，建議就醫確認喔！

褐　　色：暗示黃體素濃度過低，月經容易不順，降低受孕機率。

淺粉色：暗示雌激素分泌量過低或是子宮內有輕度損傷，長期恐導致更年期提早到來。

橘紅色：疑似有發炎的可能性，若伴隨異味和搔癢，建議確認是否感染。

黑紫色：代表雌激素和黃體素濃度過高，有子宮病症的風險，需注意是否濃稠且伴隨血塊。

Q7：有時候生理期來前私密處感到搔癢， 有必要看醫師嗎？

A：黃體期階段，由於黃體酮及雌激素分泌改變，私密處附近肌膚會變得敏感，會感受到弱酸性的分泌物刺激並覺得搔癢，因此也被列為 PMS 的狀況之

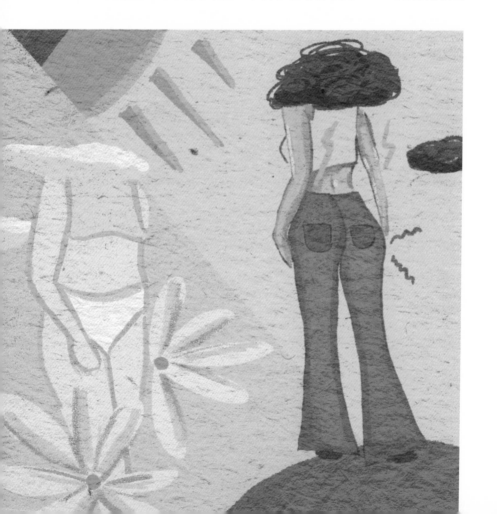

一。建議可以穿純蠶絲內褲以保持私密處乾燥通風，降低刺激感及感染風險。若是試過 NY 表及更換內褲材質仍無改善，甚至發現分泌物氣味濃郁或陰唇腫大，務必就醫確認狀態。

Q8：穿牛仔褲或是較緊的褲子 會影響子宮健康嗎？

A：私密處最害怕「溫熱潮濕、通風不良」的環境，而緊身褲容易造成陰部不透氣，若再加上異常的分泌物干擾，就很容易誘發私密處的炎症反應。若是細菌大軍沿著子宮周圍器官攻擊，就容易引發骨盆腔炎。

Q9：有子宮肌瘤是不是一定要切除？

A：不一定。切除與否因人而異，需評估子宮肌瘤的大小、位置、出血量、年紀和是否要受孕等而定，請務必與專業人士討論，並調整自己的生活作息以及飲食選擇。

Q10：若有婦科疾病，例如子宮肌瘤或 巧克力囊腫，是否就不易受孕？

A：即使沒有子宮病變也有不易受孕的案例，比如說過度節食造成營養地基不穩，子宮力下降，導致亂經。回到功能營養學的角度，所謂的健康，是讓身體臟器功能回歸平衡狀態。過度實施某一種方法，都有可能會干擾人體自然運作的設定。NY 表之所以能成為女性的福音，正是因為它將個體視為宇宙的一部分，按照週期規律運行，在不圓滿的健康頻率中找到圓滿。

Q11：生理期可以享受性愛嗎？

A：只要心理上沒負擔，是否在生理期時享受性愛完全取決於女性個人選擇，但是需注意衛生清潔及安全措施，以降低子宮感染風險和懷孕的可能性。由於性愛的過程中會自然產生催產素、多巴胺和腦內啡等快樂賀爾

蒙，有緩解經痛和調節情緒的作用，因此偶爾的魚水之歡也並非不妥。若是擔心因性愛姿勢不當導致經血逆行而提高子宮內膜異位症的風險，或是憂慮細菌容易透過經血進入體內孳生而導致感染問題，建議還是需三思而後行喔！

Q12：性行為太過頻繁是否會影響子宮健康？

A：子宮具有意識、情緒和記憶力，不健康和不愉快的性行為，譬如太多性伴侶或是性暴力，都會埋下傷痛並累積，進而影響身心健康問題。所謂性愛太過頻繁的定義因人而異，最主要在每次歡愉前後需注意清潔與安全性，才能降低感染風險及子宮病症。

Q13：要如何選擇衛生用品才能避免感染？

A：市面上生理期專用的衛生用品琳瑯滿目，有衛生棉、

衛生棉條、布製衛生棉、衛生護墊、月經杯、月經褲和月經碟片等等，到底要怎麼選擇為佳？只要是能讓個人感到不悶熱且舒適性佳，任何生理期的衛生用品都合適。最重要的是**需要依產品類型按時更換**，且更換前需清潔手部再接觸用品與陰部，以避免細菌孳生或入侵的風險。順便一提，平時非生理期階段建議選擇純蠶絲內褲可輔助增加私密處透氣性，降低一半的陰部感染問題。

Brain Mama 小教室

產品類型更換時間建議：
- 護墊/衛生棉/布衛生棉2-4小時
- 棉條4-8小時
- 月經杯/月經碟片8-12小時
- 月經褲12-24小時（依流量）

註：更多生理用品教學，可參考https://goodmoonmood.com

Q14：經血很煩，是否可以借用藥物跳過月經週期？

A：在不必要的狀況下，刻意干擾生理系統其實很傻，這表示自己還沒找到擁有女性獨特的第二個生理時鐘是

多美好的一件事！趕快將 NY 表內的女性優勢帶入生活中。例如：在濾泡期時重新規劃飲食習慣、在排卵期時表達自我情感、在黃體期時收尾未完成工作、在生理期時獨享私人時光，妳會發現原來生理週期比妳想像得還有價值。曾有個案透過生理週期的女性優勢來結束一段破碎的家庭關係，她發現透過賀爾蒙波動的加持，她比自己想像的還勇敢。

Q15：生理期來時不能洗頭嗎？有沒有什麼快速暖宮的方法？

A：洗不洗頭是個人衛生習慣，不需要因為生理期而改變，但是洗頭後需吹乾頭髮以降低濕氣累積。若發現洗頭後即使頭皮吹乾，仍有經血量變少的狀況，就要懷疑自己是否本身體內臟器功能有失衡風險，建議不妨檢查一下婦科問題。

用熱水泡腳是很常見促進足底末梢循環的方法，但若是長時間在待在室外或是在冷氣房內該怎麼辦呢？以中醫的觀點而言，「穿襪子，暖子宮」是有利「陽氣」鎖在體內；當足部保持溫暖時，就降低手腳冰冷現象發生機率，亦能間接改善降低婦科失調。

　　盈盈月光從窗口透進來，當我記錄完最後一字時，忍不住開心地咧嘴微笑，望向鏡中的自己，眼裡似乎多了些閃爍的星辰。低頭再看了看有點平淡的長篇文字，我隨手畫了兩幅插圖，增添樂趣。我在第一題迷思的前一行寫下「迷思錦囊」四個大字，頓時，一種與 Brain Mama 長伴的懷舊感從我內心深處油然升起，一道神祕的聲音彷彿告訴我：經歷這段子宮對話旅程以及生理週期的四季樂章後，其實妳比妳自己想像得還有價值，也已經擁有喚起內在強大的自癒力和辨別力；將心靈擦亮，打開智慧之光，通過銅鑰匙，妳已經能解鎖一些常見的生理週期迷思⋯⋯

　　曾經聽過這樣的一句話：「很多疾病是意識造成的」。為了思考這句話的含義，我內心糾結得像一團被貓咪弄亂的毛線球，久久無法解開。直到跟著 Brain Mama 結伴經過這一趟與子宮對話之旅、聽話照做進行生理週期節律的身心靈修復後，我忽然體悟到人類的意識隱藏著強大的力量，可能是正向的，亦可能是負面的，而這股力量來自於接受某些觀念和思維的印記——當接受相對正確的（或錯誤的）醫學知識和疾病觀念，會直接影響我們的意識或潛意識，進而影響我們對待健康的態度和行為。

　　春天的香氣再度瀰漫在空氣中，好似編織成大網子，把

萬物罩在其中。我想起小時候曾經想翹課就假裝肚子痛，沒想到有一天早晨上學前就真的莫名其妙開始拉肚子，直到媽媽向學校請假後，拉肚子症狀竟然不藥而癒了。（嘿，妳是否也有類似這樣的經驗？）而在這幾次的生理週期瑜伽中，我常常練習用意念引導呼吸：吸氣將意念帶到身體痠痛或不適處，呼氣將痛感用力推出體外。幾個回合下來後，不知不覺疼痛感和不舒服的情況竟然就奇蹟般地消失了，猶如擺脫枷鎖般自在，真的很神奇！

又踏進了一個嶄新的生理週期循環，我靜靜在大自然中探聽著天籟般的音律，嘴角上揚，心中猶如一朵荷花在水中慢慢綻放，我領悟到原來人體好似一把樂器的弦，調得太緊繃或太鬆散，音調都會跑掉，只有回歸平衡狀態，才能奏出每一位女性獨特的旋律。所謂的健康，沒有絕對的唯一方法。每位女性的內心深處都有一座想要守護自我健康的祕密花園，那是意識和行動的歸處，可以將對生病的無知與迷茫在那裡獲得覺醒與方向。透過 HQ 的提升和自我的覺察，最終方能找到自己最適合的方式。祝福我們都能站在**流動的**星夜下，找回喚醒深藏在體內子宮意識的感覺，妳說好嗎？

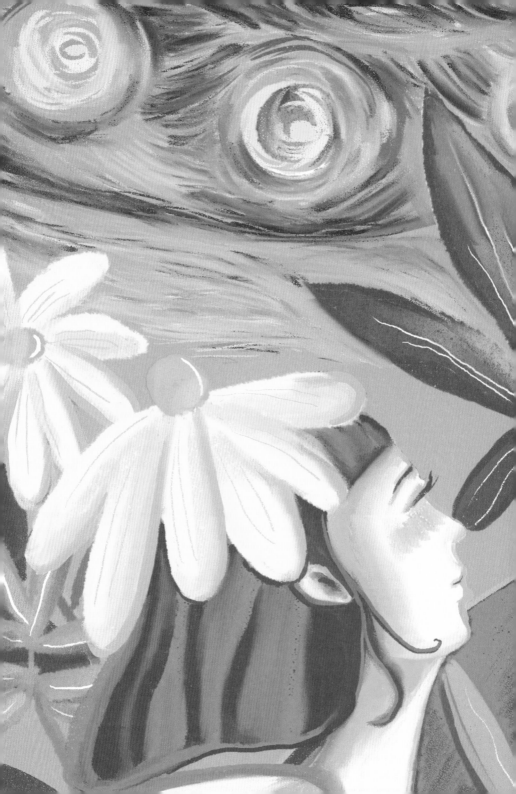

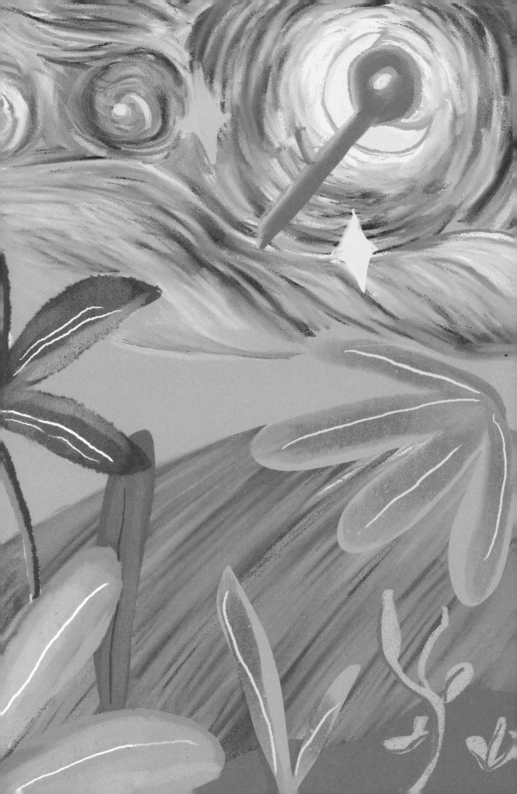

後記

正如你／妳所見，這不是一本單純的小說，更不是普通的衛教書。書中提到的健康商數 (HQ) 概念、人體體內古老的智慧與自癒方式是功能營養學的核心；而遇到的迷思與經歷都是筆者與繪者的真實寫照。

相信這是一本史無前例能引起讀者共鳴的禮物書，透過與子宮對話進而增進女性健康照護的自我意識；也相信這本書會像母親般地陪伴所有的小女孩成長為小女人。歡迎來信，分享您讀後的行動、改變的感動和找回的幸福。若有疑惑，歡迎來信 (shirleychen.yours101@gmail.com)，我們將以喜悅的心提供幫助 ☺

如果你／妳願意，別急著闔上書，請將這份感動與幸福化為愛與祝福，傳遞下去給身邊重要的她與她們，讓每位女性都能有機會將子宮的健康管理掌握在自己手裡……一起接收幸福，傳遞愛。

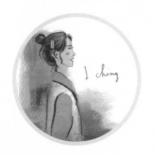 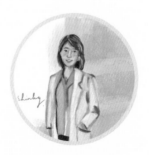

回饋文

經期不適 & 不調

●Jun：「本來生理期肚子悶悶的，透過今天的瑜伽練習舒服很多，謝謝 Shirley ☺」

◗Jing：「生理期莫名其妙來了 19 天，透過個性化營養組方調整後，到第 22 天自然停下，後續生理週期竟然奇蹟般恢復正常。」

◗Suru：「我生理期來的前後都很容易感冒，最近三個月都這樣。透過個性化營養組合調整兩個多月後，這次來竟然神清氣爽，也沒有鼻塞的問題了！」

◖Lynn：「許久沒恢復做瑜伽的日子，經由朋友介紹認識了 Shirley，每週一晚上經由 Shirley 溫柔的口令帶領下舒展僵硬的筋骨，不知為何做完瑜伽總是特別地放鬆，那晚特別好睡，神奇的是，以往生理期的第一天總是肚子痛到苦不堪言，這幾次瑜伽歷程後，痛苦的第一天好似減輕許多，生活中也不再為這件事困擾。」

經期 On Time 很重要

◯Ava：「我是一個很重視生理期準時和順暢的學生，每個月都會觀察和記錄確保自己的狀態好不好，有次上完瑜伽隔天生理期立刻準時來，排得也很順利，讓我發現原來瑜伽對生理期這麼有幫助，很感謝老師翻開我的瑜伽新篇章！」

◗Judy：「我非常重視月經能不能準時到，這次的生理期已經晚了兩天，本來很焦慮，沒想到跟老師做完生理期瑜伽的當晚，就順順地來了！而且還不會經痛，真的很開心！」

● ●

跟著生理週期 NY 調理法的步調走

◗Yu：「我搭配老師的課程和生酮飲食法，兩個月一起使用，順利瘦五公斤都沒有胖回去。有時候吃點小蛋糕、喝點飲料、吃冰，身體都還是順順的～很開心～」

●Sunny：「很喜歡生理週期瑜伽，感覺全身細胞都

被打開來！好像快遲到的生理期都要被催來了！」

●Joyce：「本來我很常有 PMS 水腫的問題，透過 Nutriyoga 調理後，感覺自己纖細很多，笨重的感覺消失了。」

●Shin：「我產後連續四個月生理期都一個月來兩次，很嚇人，而且經前症候群很嚴重，頭暈、頭痛、疲憊、經血量也比往常多很多。經過正確的營養素及瑜伽調整兩個月之後，現在只剩下偶爾疲累想睡，其他的症狀穩定很多呢！」

◐Han：「一年前開始食用個性化營養組方，腸胃道開始好轉，精神變得比較好，痘痘發炎狀況改善很多，之前很困擾的生理期劇痛竟然也得到舒緩！」

◖Sunni：「由專業的 Shirley 老師引導生理週期 NY 調理法，帶我踏入了女性健康領域。她透過營養與瑜伽揭露了月經週期與孕育生命的藝術，透過一些精心飲食設計與日常瑜伽練習，包括適性飲食，以及如何溫和伸展、呼吸調息和正念冥想，讓我不僅在孕期中獲得心靈寧靜，在產後更是與身體建立深刻的連結。相信踏上

Shirley 的文字旅程，將揭示營養與瑜伽帶給女性量身定製的專屬方案，適用於呵護女性旅程的每一步。」

九年結婚不孕到自然受孕

◯Janet：「藉由調整食物和營養素，除了改善我多年肝膽腸胃道問題，還幫助子宮恢復功能，覺得非常意外。很幸運除了有個性化優質的營養素補充之外，還可以接觸身體全方位調整，讓自己更正確地調理身體狀態。」

　　又一次的 28 天，我冒著冷汗因為全身像歷經被毆打過的疼痛感踏進了醫院，心情既煩躁也鬱悶。等待叫號時，牆上時鐘滴答滴答的聲音，好似提醒我曾經摔車的骨裂舊傷的存在，骨盆腔的骨質彷彿一點一點在流失……痠痛至極。

　　這個月生理痛得很嚴重，不知道是不是因為要面試特別緊張，連續好幾天睡不安穩。週期一樣是固定 28 天，維持大約 7 天，頭一天經血量很少，只布滴答兩滴的感覺，但是 2-3 天後卻布如洪水洩洪般地洩下，棉片換到來不及，氣味特別的血腥，洗澡時布發現拇指般的深紅色血塊。

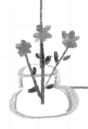
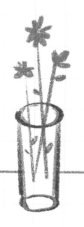

just like the Moon

Menstruation Diary   Date

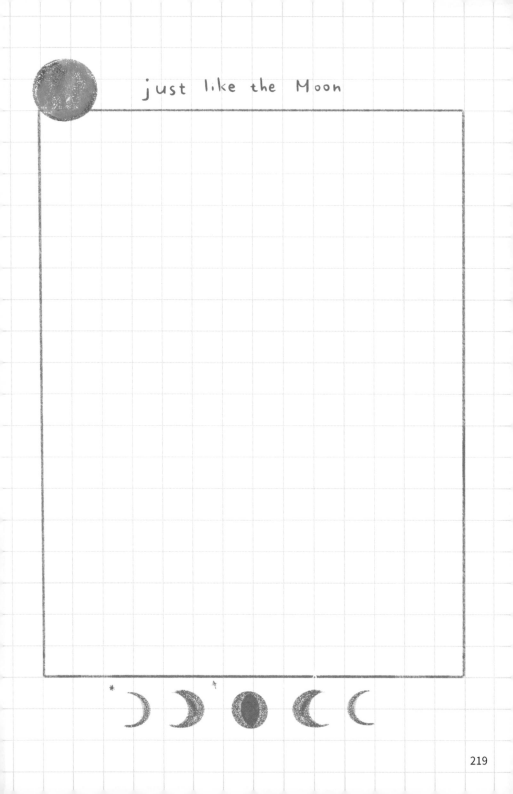

just like the Moon

Menstruation Diary

Date

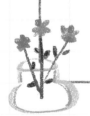

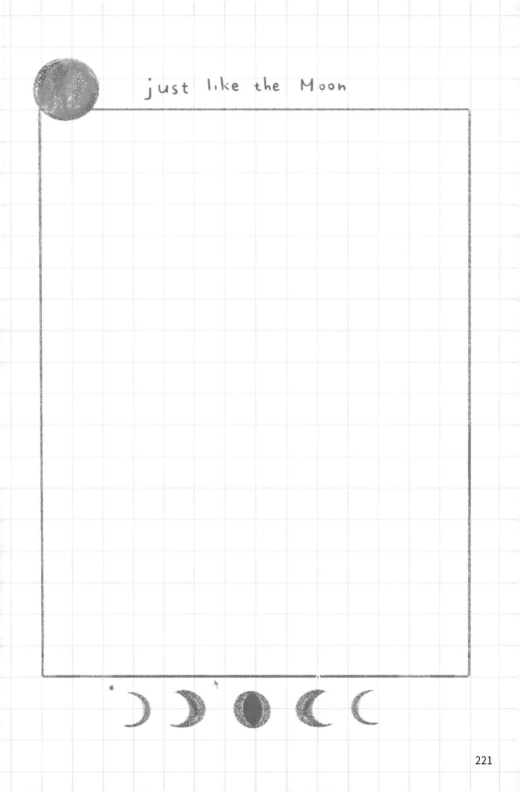

just like the Moon

Menstruation Diary

Date

just like the Moon

寫給女性：與子宮對話之旅

作　　者／菁菁（自然營養師）
插　　畫／意境 I Ching
審　　訂／鄭啟源醫師
編輯企劃／耕己行銷有限公司
總 編 輯／鄧心彤
執行編輯／曾鈺淳
美術設計／林慧玟
校　　對／許晶翎

發 行 人／鄭豐耀
總 編 輯／鄧心彤
出 版 者／耕己行銷有限公司
法律顧問／誠驊法律事務所 馮如華律師
印　　刷／
2024 年 07 月 01 日　初版一刷
定價 499 元

國家圖書館出版品預行編目資料

寫給女性：與子宮對話之旅 / 菁菁（自然營養師）作.
-- 初版 . -
新北市：耕己行銷有限公司 , 民 113.07
224 面；14.8x21 公分
ISBN 978-626-96182-7-9（平裝）

1.CST: 月經週期 2.CST: 子宮 3.CST: 婦女健康 4.CST:
通俗作品

417.12　　　　　　　　　　113007826